Susana Niedan-Feichtinger /
Thomas Feichtinger

Schüßler-Beauty

Strahlend schön und gepflegt von Kopf bis Fuß

GOLDMANN

Alle Ratschläge in diesem Buch wurden von den Autoren und vom Verlag sorgfältig erwogen und geprüft. Eine Garantie kann dennoch nicht übernommen werden. Eine Haftung der Autoren beziehungsweise des Verlags und seiner Beauftragten für Personen-, Sach- und Vermögensschäden ist daher ausgeschlossen.

MIX
Papier aus verantwortungsvollen Quellen
FSC® C014496
FSC www.fsc.org

Verlagsgruppe Random House FSC-DEU-0100
Das für dieses Buch verwendete FSC®-zertifizierte Papier *Classic 95* liefert Stora Enso, Finnland.

1. Auflage
Vollständige, überarbeitete und aktualisierte Taschenbuchausgabe März 2013

Dieses Buch erschien bereits in anderer Ausstattung im Karl F. Haug Verlag in MVS Medizinverlag Stuttgart GmbH & Co.KG, Stuttgart
Umschlaggestaltung: Uno Werbeagentur, München
Umschlagillustration: Corbis
Redaktion: Katharina Sporns-Schollmeyer
Satz: Buch-Werkstatt GmbH, Bad Aibling
Druck und Bindung: GGP Media GmbH, Pößneck
CB · Herstellung: IH
Printed in Germany
ISBN 978-3-442-17337-2

www.goldmann-verlag.de

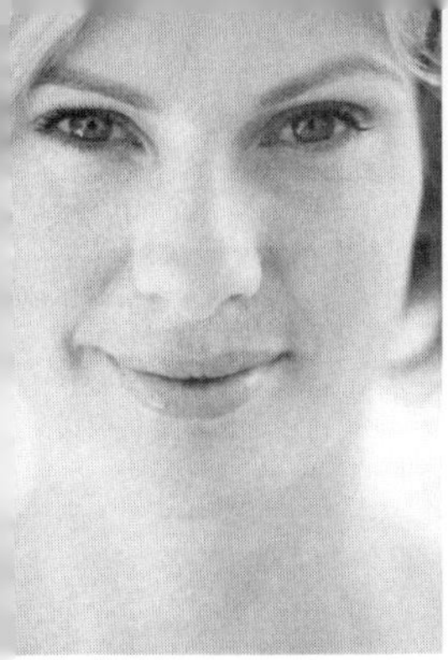
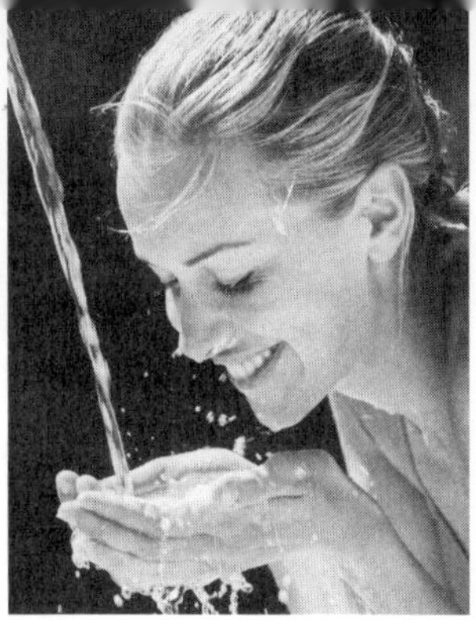
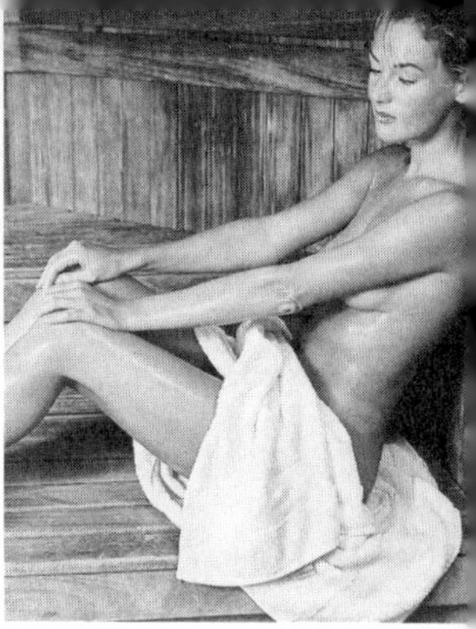

INHALT

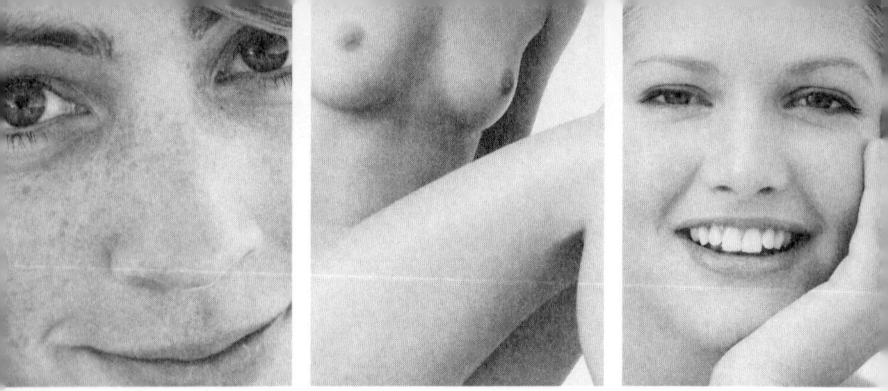

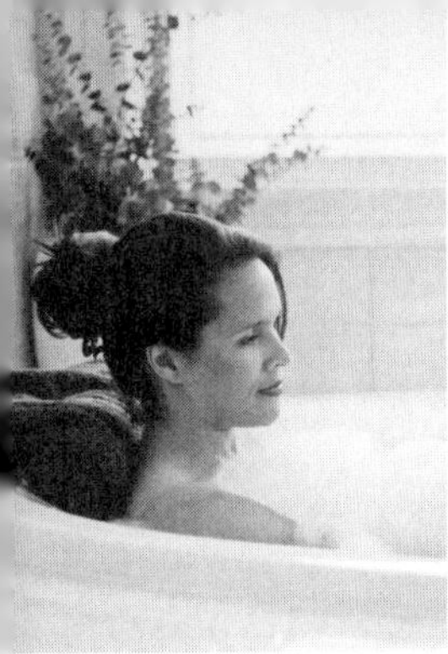
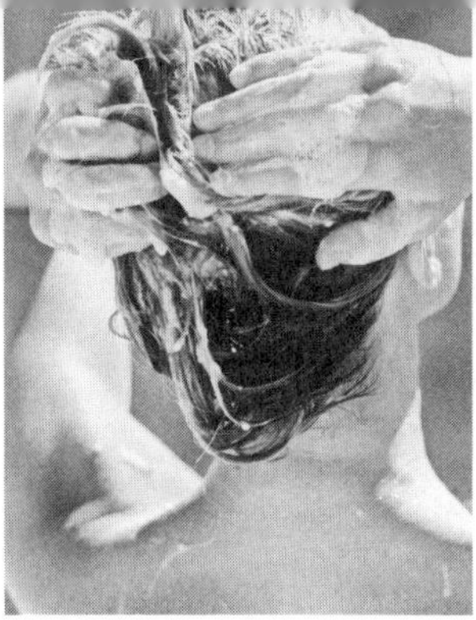
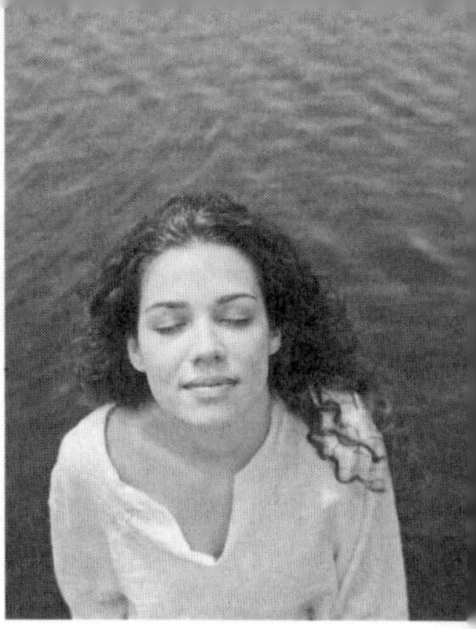

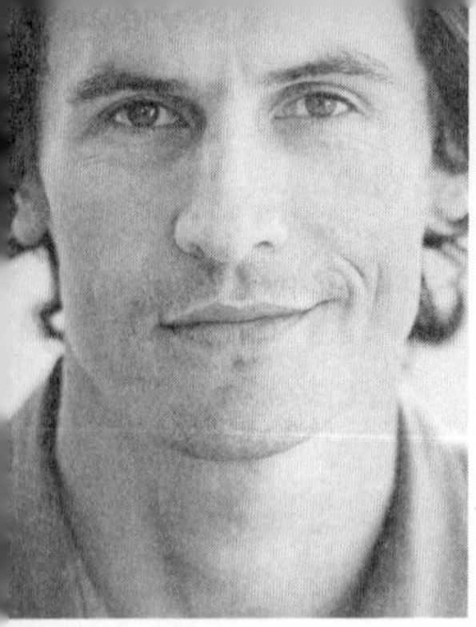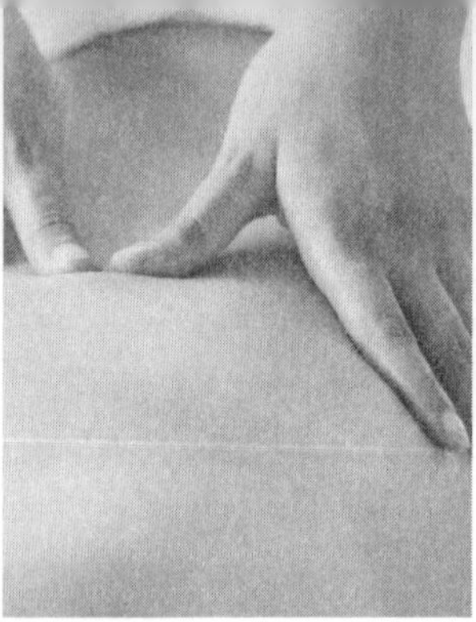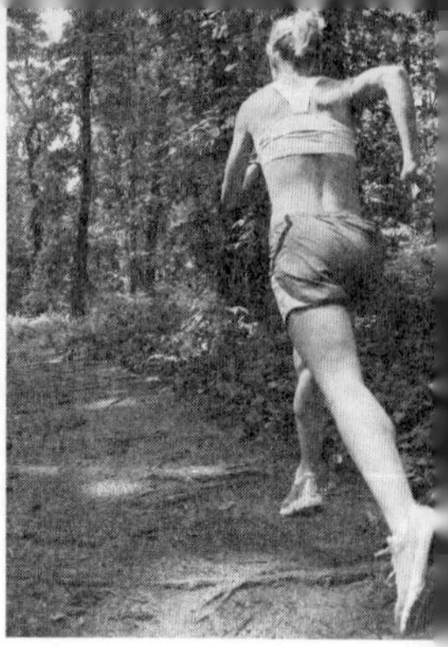

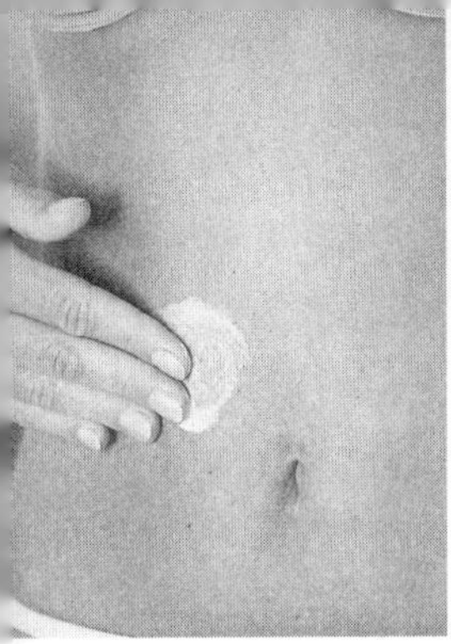
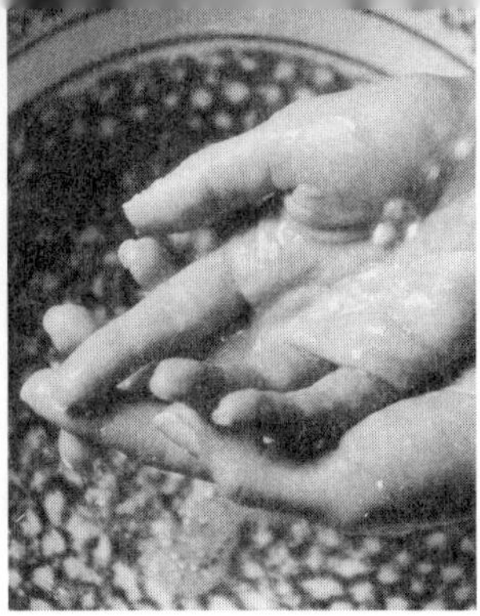
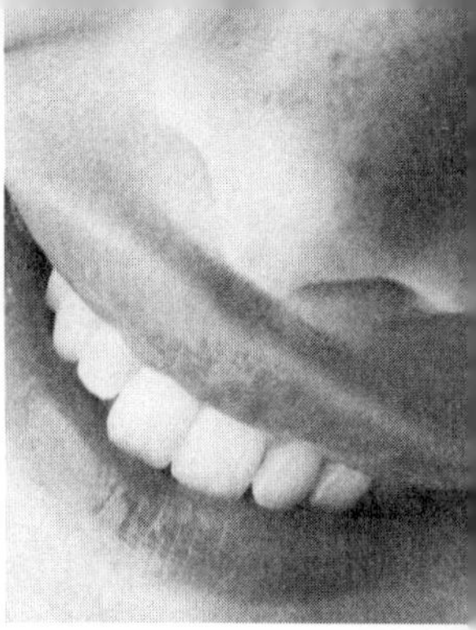

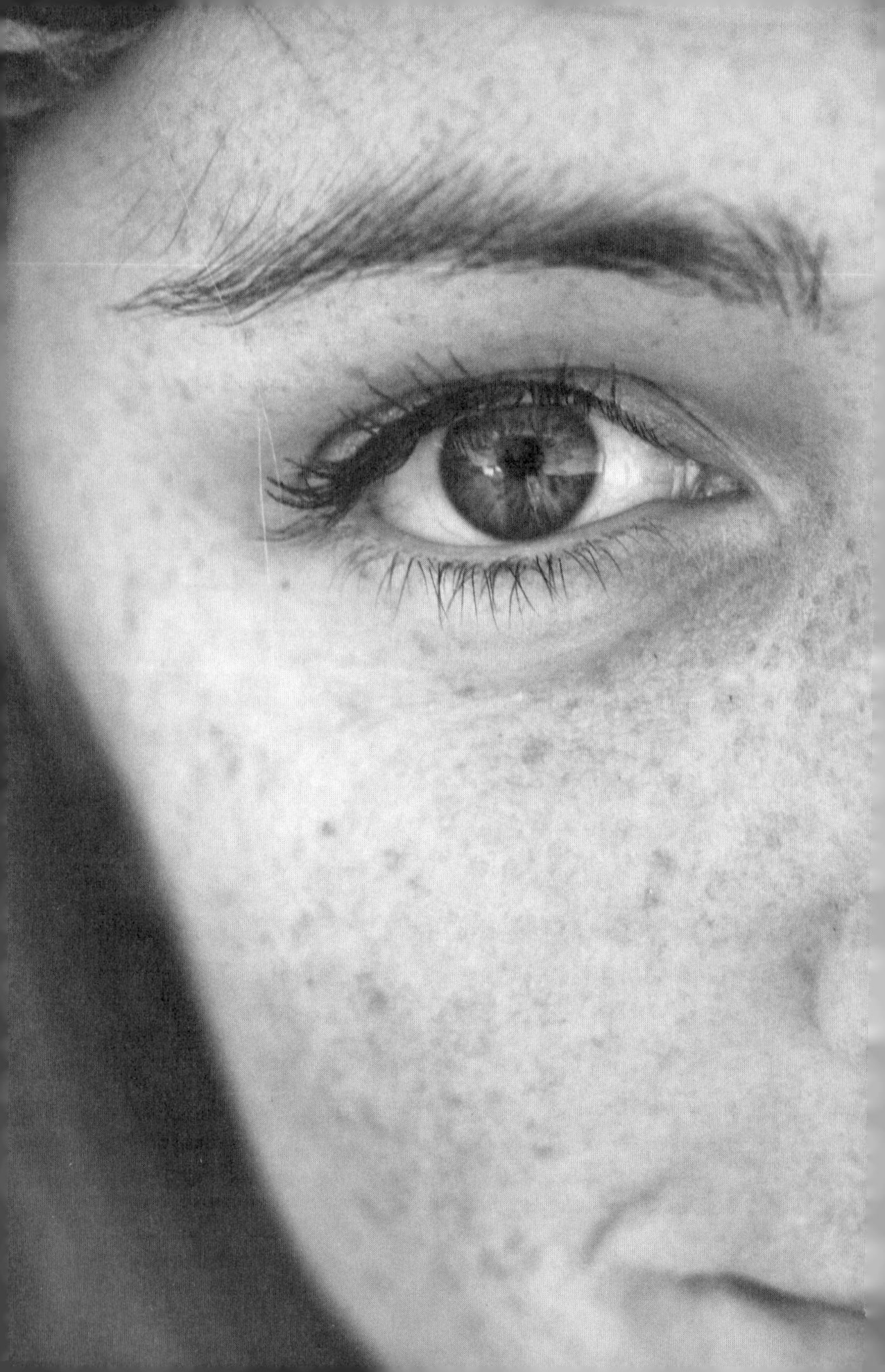

Natürliche Schönheit

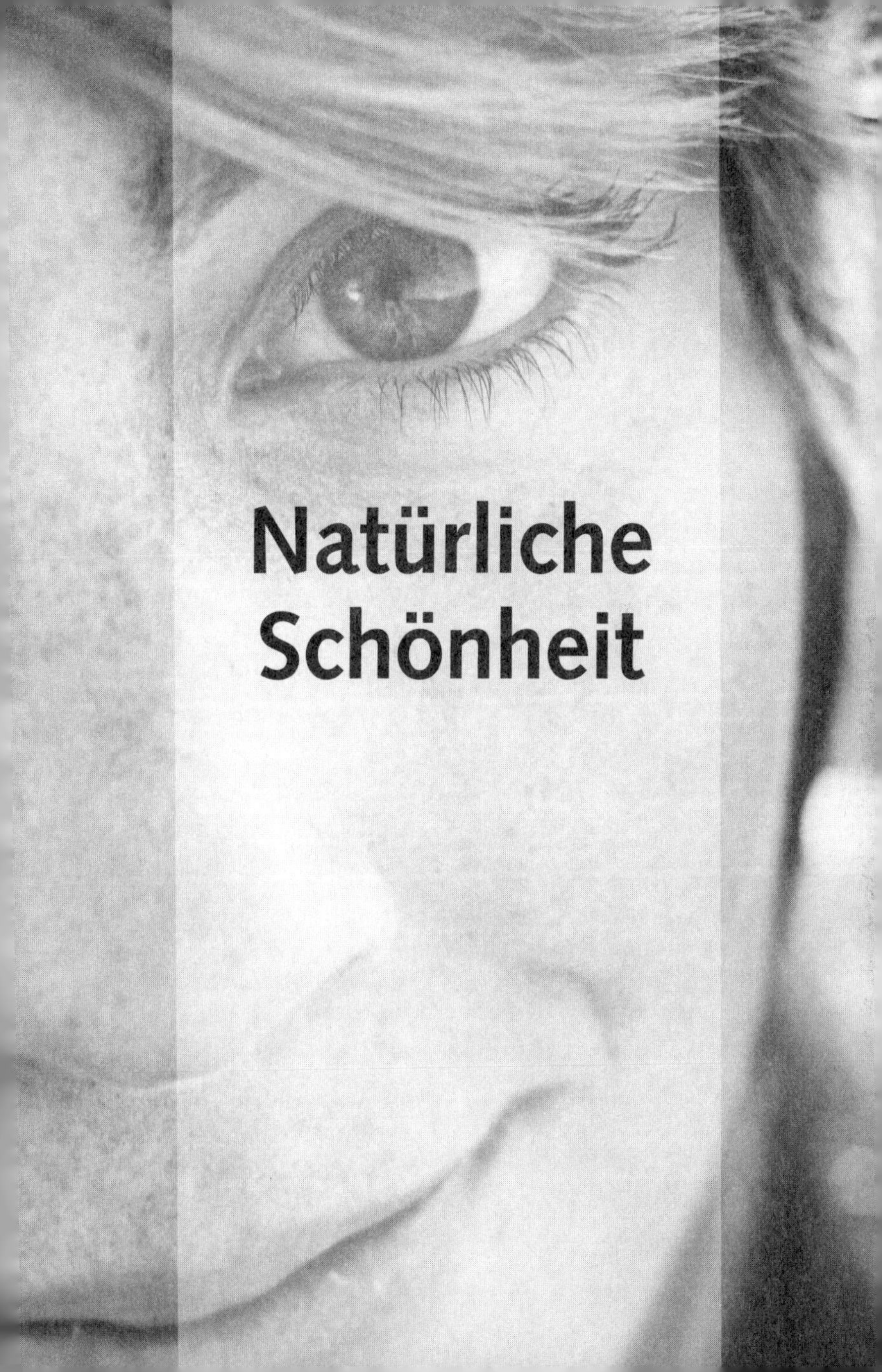

BIN ICH SCHÖN?

Jede Zeit hatte und hat ihr Schönheitsideal. Immer schon strebten die Menschen danach, ihm zu entsprechen, indem sie der eigenen Schönheit »nachhalfen«. Dabei bestand stets eine gewisse Spannung zwischen der Auffassung von innerer und äußerer Schönheit.

Die Körper- und Schönheitspflege ist schon seit Jahrtausenden Bestandteil der menschlichen Kultur. So bemalten bereits in prähistorischer Zeit die Frauen ihre Gesichter mit roter Farbe, wie Funde in Alicante und Lascaux beweisen. Aber erst das alte

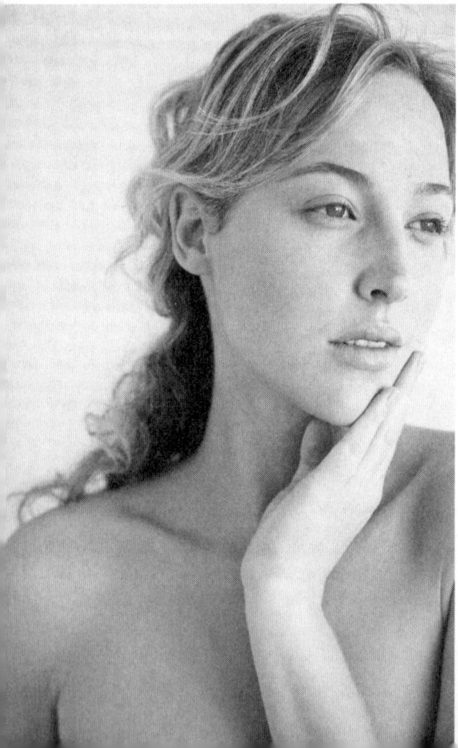

Ägypten kann man als Wiege der Kosmetik bezeichnen: Hier schminkten sich Frauen und Männer gleichermaßen Lippen und Wangen und zogen die Brauen nach, sie färbten sich die Augenlider mit Malachitpulver und die Haare mit Henna.

Die Unterscheidung zwischen Innerem und Äußerem des Menschen, wie es in unserer Zeit üblich ist, war der Antike fremd – so fremd wie eine strikte Trennung zwischen Medizin und Kosmetik. So sind in den berühmten medizinischen Werken der griechischen und römischen Antike eine Reihe von kosmetischen Zubereitungen zu finden. In der Zeit des aufstrebenden christlichen Abendlandes mit der von der Kirche propagierten Leibfeindlichkeit hingegen führte die Kosmetik ein Schattendasein. Erst im 14. Jahrhundert trennten sich Kosmetik und Dermatologie, sodass es ab dem ausgehenden Mittelalter und der anschließenden Renaissance zu einer neuen Blütezeit der Kosmetik kommen konnte. Von da an entwickelte sie sich rasch weiter. Heute ist sie aus unserem Leben nicht mehr wegzudenken.

Kosmetik und Gesundheit

Der Zweck der Kosmetik liegt in der Pflege und Verschönerung des Menschen; seine Persönlichkeit zu verändern oder gar Alterungsprozesse aufzuheben, wird ihr jedoch nie gelingen. Kosmetik soll die Einmaligkeit jedes Menschen zur Geltung bringen, sodass seine wahre innere Schönheit zutage treten kann. Zudem steigert ein gepflegtes Äußeres Wohlbefinden und Selbstsicherheit und trägt auch zur Gesunderhaltung bei.

Heutzutage werden kosmetische Anwendungen immer mehr reglementiert und überprüft, um Schäden für die Gesundheit auszuschließen sowie Unverträglichkeiten und Hautreizungen zu vermeiden. Die kosmetischen Produkte müssen Verordnungen entsprechen und genau gekennzeichnet sein.

Damit wird es gerade für die Anwender immer wichtiger, sich schlau zu machen und mit der Frage zu befassen: Was will ich meiner Haut zumuten?

Achten Sie beim Kauf von Kosmetik auf Qualität und natürliche Inhaltsstoffe.

Dazu sind Sie übrigens nicht nur auf dem Gebiet der Kosmetik aufgerufen: Auch in der Ernährung, ja sogar in der Gesundheitspflege und Krankheitsvorsorge ist Information und Eigenverantwortung heute unumgänglich. Wenn Sie überlegen, wie sorgfältig Sie die Lebensmittel auswählen, die Sie und Ihre Familie zu sich nehmen wollen, dann liegt es nahe, dass Sie es mit den kosmetischen Mitteln ähnlich halten sollten. Viele Verbraucher sind vorsichtig geworden: Kosmetik hat heute im Normalfall kaum noch mit Natur zu tun, sondern ist weitgehend eine Sache der Technologie und Chemie. Vollmundige Werbeversprechen können nicht darüber hinwegtäuschen, dass bestimmte Inhaltsstoffe Allergien auslösen und andere unerwünschte Nebenwirkungen an der Tagesordnung sind.

So kommt es, dass immer mehr Frauen nach Alternativen suchen. Schließlich gab es schon seit den Anfängen eine Schönheitspflege, die den ganzen Menschen einband. Dabei spielten nicht nur einzelne Körperregionen, sondern vor allem die allgemeine Vitalität eine große Rolle. Denn sie spiegelt innere Spannkraft wider und Lebendigkeit, die nach außen einen strahlenden Menschen zeigt – einen Menschen mit natürlicher Schönheit.

Schönheit kommt von innen

Im Bemühen um eine ganzheitliche Schönheitspflege geht es immer darum, die Notwendigkeiten des ganzen Körpers zu berücksichtigen. Dabei kommt der Lebens- und Regenerationskraft des menschlichen Körpers eine besondere Bedeutung zu.

tipp DER AUTORIN Für mich ist ein wesentlicher Bestandteil meines Lebens- und Wohlgefühls unbedingt mit meiner inneren Kraft, meinem Schlafpensum, der inneren Ausgeglichenheit und meiner Gesundheit allgemein verbunden.

Aus meinem Verständnis heraus, besonders auch aus dem Blickwinkel der Biochemie nach Dr. Schüßler, ist es sinnvoll und erstrebenswert, Schönheit mit Unterstützung der notwendigen Betriebsstoffe von innen heraus zu erreichen. Eine Schönheitspflege mit Schüßler-Salzen enthält hoch verdünnte Mineralstoffverbindungen, die Dr. Schüßler im 19. Jahrhundert als Betriebsstoffe oder Funktionsmittel des menschlichen Organismus fand.

Werden Schüßler-Salze über längere Zeit eingenommen und die Speicher im Körper auf diese Weise aufgefüllt, so erkennt man das bald im Antlitz des Menschen: Es zeigt sich eine jugendliche Frische, und mit der Zeit verändert sich auch das Erscheinungsbild des Körpers insgesamt. Das wiederum

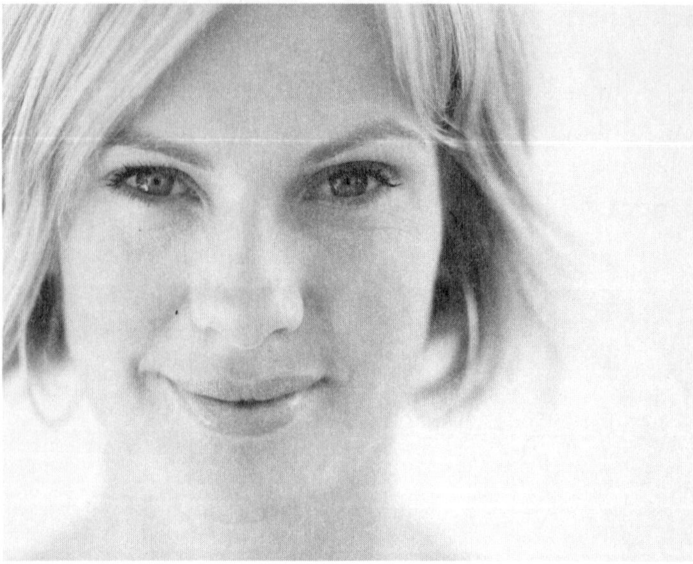

bringt eine ganz natürliche Schönheit mit sich. Eine Antlitzanalyse – die an sich ein wichtiges Instrument zum Erkennen des Mineralstoffmangels in der Schüßler-Heilweise darstellt – führt uns besonders deutlich etwaige Mängel an Betriebsstoffen vor Augen. Indem wir diese Mineralstofflücken schließen, haben wir eine echte Chance, Schönheit mit Wohlgefühl und Gesundheit zu vereinen.

Mit hoch verdünnten Mineralstoffen nach Dr. Schüßler füllen wir unsere Mineralstoffreserven im zellulären Bereich auf und können mittels einer gezielten Schüßler-Kosmetik natürliche Schönheit von innen und außen erzielen.

Körpergerechte Stoffe – Betriebsstoffe – Mineralstoffe

Durch unsere Lebensweise entstehen in unserem Körper häufig Mängel auf vielerlei Gebieten. Das Problem besteht darin, dass dem Körper häufig chemische, industriell erzeugte oder veränderte Stoffe zugeführt werden. Im Vergleich zu den natürlichen, physiologischen Stoffen bringen diese oft belastende, manchmal sogar nachteilige Wirkungen für den Körper mit sich.

Natürliche Kost, natürliche Kosmetik

Natürliche Grundstoffe sind meist auch physiologisch gut verträglich und belasten weder Ihre Haut noch Ihren Körper. Sie haben auch keine schädlichen Auswirkungen auf unsere Umwelt. Von Vitaminen weiß man, dass sie einen höheren physiologischen Wert haben, wenn sie aus natürlichen Quellen wie Obst und Gemüse gewonnen wurden, im Gegensatz zu den chemisch erzeugten.

Bedenken Sie, dass alles, was Sie auf Ihre Haut auftragen, auch in die Haut eindringt: Die Forschung geht davon aus, dass bis zu 60 Prozent davon in Ihren Blutkreislauf gelangen. Deswegen sollten Sie achtsam mit dem umgehen, was Sie auf Ihre Haut auftragen.

Über die Schüßler-Kosmetik werden der Haut viele nährende Stoffe zugeführt, die sie, sofern ihr alle Betriebsstoffe zur

Verfügung stehen, besonders gut integrieren kann. Außerdem reguliert sie ihren Feuchtigkeitshaushalt, wenn sie mit dem entsprechenden Betriebsstoff (Nr. 8 Natrium chloratum) gut versorgt ist. Genauso verhält es sich mit dem Fettstoffhaushalt (Nr. 9 Natrium phosphoricum), mit der natürlichen Pigmentierung (Nr. 6 Kalium sulfuricum) und den anderen regulierbaren Prozessen in der Haut.

Der Bedarf des gesunden Körpers an Mineralstoffen wird natürlicherweise über eine vollwertige und gesunde Ernährung gedeckt. Vielfach sind daher die Bemühungen der Menschen, sich mit natürlichen, biologisch angebauten und verarbeiteten Nahrungsmitteln zu versorgen.

Es liegt auf der Hand, dass eine kosmetische Anwendung der Mineralstoffe eine Einnahme der Schüßler-Salze nicht ersetzen kann. Aus dem ganzheitlichen Ansatz heraus ist eine zusätzliche Einnahme der Schüßler-Mineralstoffe zu empfehlen; gleichzeitig sollten auch Vitamine, andere Vitalstoffe, ungesättigte Fettsäuren und Spurenelemente nicht vergessen werden.

Denn: Schönheit entsteht im Zusammenspiel von Körperpflege, natürlicher Ernährung und körperlicher Bewegung. All das hat seine Gewichtung und seinen Wert.

Die Regenerationsfähigkeit des Körpers

Stehen dem Organismus immer weniger Betriebsstoffe zur Verfügung, so leiden zuerst die nicht lebensnotwendigen Bereiche. Das wissen wir aus der Erfahrung, wenn die Haare an Glanz verlieren, die Nägel brüchig werden und die Haut sich in feine Runzeln legt oder gar Falten bildet.

Der menschliche Organismus ist ein ausgeklügeltes Speichersystem. Der Raubbau an der Gesundheit des Menschen durch ungesunde Ernährung oder Stress lässt Mineralstoffmängel entstehen, die sich erst dann bemerkbar machen, wenn die Speicherkapazität absinkt. Welche Mängel sich so unbemerkt aufgebaut haben, lässt sich besonders deutlich am Gesicht ablesen: Es wirkt fahl, blass, müde. Das ist jedoch nur die »Spitze des Eisbergs«.

Sind die Speicher so leer, dass sich »Betriebsstörungen«, sprich Krankheiten, einstellen, dann ist die schnelle Versorgung mit den fehlenden Mineralstoffen umso notwendiger. Der Organismus wird die Betriebsstoffe sofort für die Regeneration der belasteten Körperstellen einsetzen und gleichzeitig die Speicher auffüllen, soweit es möglich ist.

Gut aufgefüllte Mineralstoffspeicher sind der Garant für ein vitales Leben.

Wenn wir Schüßler-Mineralstoffe einnehmen, wird der Organismus entscheiden, wo die wichtigsten Mängel zuerst zu beheben oder zu bearbeiten sind. Kosmetische Probleme werden nicht so rasch bearbeitet, da sie nicht unmittelbar für den Betrieb des Körpers notwendig sind.

Anders wirkt die äußere Anwendung. Mit ihrer Hilfe kann gezielt von außen die entsprechende Problematik bearbeitet oder Pflege- und Schönheitskosmetik betrieben werden. Für einen dauerhaften Erfolg bleibt indes die innere Anwendung von großer Bedeutung und darf nicht vernachlässigt werden.

Denn nicht umsonst haben wir uns das Motto »Schönheit von innen« auf die Fahnen geschrieben.

Schönheitspflege im Jahresrhythmus

Schönheitspflege bedeutet auch, den jahreszeitlichen Rhythmus mit einzubeziehen. Wenn wir an die unterschiedlichen Lebensbedingungen von Winter und Sommer denken, dann leuchtet die Notwendigkeit ein, auch unsere Haut auf die verschiedenen Jahreszeiten einzustellen. Der Bedarf an den jeweiligen Mineralstoffen ändert sich schließlich mit den Jahreszeiten, je nach Temperatur, Beanspruchung durch Sonne, Regen, Wind und Schnee oder trockene, überheizte Räume.

Das Pflegebedürfnis unserer Haut ist auch von den verschiedenen Jahreszeiten beeinflusst.

Zutaten, die guttun

Die Entwicklung der Kosmetik ist heute so weit fortgeschritten, dass sich angesichts der Vielzahl von deklarierten Inhaltsstoffen immer mehr die Frage aufwirft, ob Sie damit Ihrer Haut auch wirklich noch etwas Gutes tun. Als Apothekerin wollte ich Ihnen aus diesem Grund eine solide, auf hoch verdünnten Mineralstoffen basierende Kosmetik mit natürlichen Inhaltsstoffen an die Hand geben. Daher habe ich mir im Vorfeld genau überlegt, wie die Mineralstoffe möglichst effektiv als Hautpflege angewendet werden können. Tatsächlich beruht die Wirksamkeit der so entwickelten kosmetischen Produkte zum überwiegenden Teil auf den enthaltenen, hoch verdünnten Mineralstoffen; die Salbengrundlagen, spezielle wertvolle pflanzliche Öle und Wachse, sind das Transportmittel für die Mineralstoffe und sollen deren Aufnahme in die Hautschichten erleichtern. Außerdem stellen sie den notwendigen Pflegeanteil dar.

- Einer dieser wichtigen Bestandteile ist **Jojobaöl**. Es ist ein Pressöl – eigentlich ein Wachs –, das aus nussartigen Samen gewonnen wird. Es wird nicht ranzig und hat Ähnlichkeit mit dem menschlichen Hauttalg. Darüber hinaus schützt es die Haut, bindet Feuchtigkeit und normalisiert den Hydrolipidmantel (die dünne, wasserhaltige Emulsion auf der Hautoberfläche) der trockenen, anspruchsvollen Haut.
- **Aloe vera** ist ein Gel, das aus dem wässrigen, farblosen Blattinneren der Aloe-Pflanze gewonnen wird. Es hat eine natürliche Lichtschutzwirkung, wirkt feuchtigkeitsspendend und -bindend, beruhigend, abschwellend, regenerierend, pflegend und schützend.
- **Avocadoöl** wird durch Pressen der entkernten, getrockneten Früchte gewonnen. Es schützt vor Austrocknung, pflegt die trockene, die anspruchsvolle und die empfindliche Haut und ist reich an ungesättigten Fettsäuren.
- **Sheabutter** zeichnet sich durch eine gute Rückfettung, ein gutes Wasserbindungsvermögen und einen hautglättenden Effekt aus.
- **Bienenwachs** ist ebenfalls ein Rohstoff von hohem Wert:

Es wirkt antibiotisch und hat auch ein hohes Wasserhaltevermögen.

- **Olivenöl** ist ein neutrales Öl, das eine gute Gleit- und Schutzwirkung hat. Die Haut wird genährt und seidig glatt, und Knitterfältchen verschwinden. Auch trockene Körperhaut wird geschmeidig und spannt nicht mehr. Olivenöl aus kalter Pressung ist besonders reich an ungesättigten Fettsäuren und wirkt regenerierend auf die Haut. Ich verwende für einige Produkte einen aus Olivenöl gewonnenen Rohstoff, der besonders hautpflegend ist.

Achten Sie beim Kauf Ihrer Kosmetik auf wertvolle, möglichst natürliche Grundlagen, die die Funktionen Ihrer Haut fördern und unterstützen.

info

Das ist Gift für Ihre Haut

Alkohol schadet in jeder Form Ihrem Organismus, ob getrunken oder als Bestandteil eines Hautpflegeproduktes aufgetragen. Getrunken belastet er den Flüssigkeitshaushalt (Verbrauch an Nr. 8 Natrium chloratum), die Leber (Verbrauch an Nr. 10 Natrium sulfuricum) und außerdem die Drüsentätigkeit (Verbrauch von Nr. 4 Kalium chloratum). In eine Creme eingearbeitet trocknet er die Haut aus und dehnt die Adern auf, was Couperose und Besenreiser zur Folge hat.

Vielfältige Schadstoffe nehmen wir nicht nur über Nahrungsmittel auf. Sie gelangen auch in beträchtlichem Umfang durch Waschmittel, Lösungsmittel, Farbstoffe, Weichmacher, Autoabgase, Industriedämpfe und Zigarettenrauch an unsere Haut. In der Konsequenz altert die Haut frühzeitig – man spricht vom »Aging der Haut« – durch oxidativen Stress. Zu beobachten ist auch eine immer häufiger auftretende panische Hautreaktion, die wir als Allergie bezeichnen, vor allem Kontaktallergien treten sehr oft auf.

Blauer Dunst ist nur in der Werbung schön

Rauchen ist eine der größten Belastungen für die Haut. Schließlich muss der Körper die vielen Giftstoffe, die ihm dadurch zugemutet werden, auch wieder ausscheiden. Dabei ist das leidige Mitrauchen, also Passivrauchen, genauso belastend wie das aktive Rauchen. Vor allem Schwermetalle wie etwa Cadmium haben schädliche Auswirkungen auf

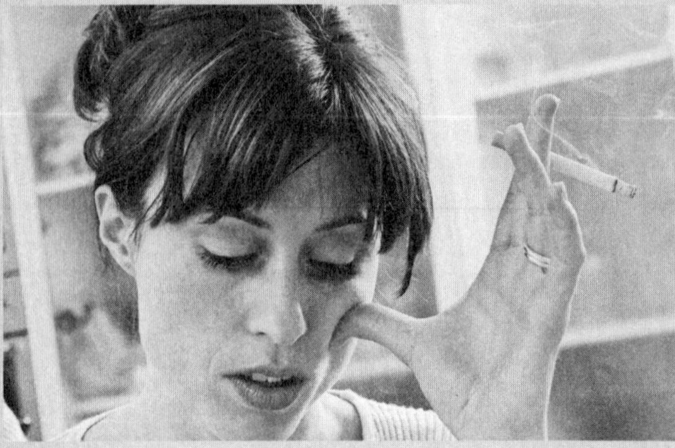

den Organismus, führen sie doch zu oxidativem Stress und frühzeitiger Hautalterung. Der gesamte Entgiftungsapparat des Körpers ist gefordert. In besonderem Maße trifft dies auf die Leber zu, die den Löwenanteil der Ausscheidungsarbeit leisten muss. Ist sie überfordert, so müssen sich die Schadstoffe einen anderen Weg suchen, um den Körper zu verlassen, und treten über die Haut aus: Juckende und beißende Ausschläge sind die Folge. Durch Kratzen wird die Haut verletzt, und oft genug kommt es durch Sekundärinfektionen zu Entzündungen, die nur schwer abheilen.

Auf die Dosis kommt es an

Auch **Sonnenstrahlen** stellen eine starke Belastung für das ganze System Haut dar. Nicht umsonst spricht man davon, dass sich die Haut jeden Sonnenbrand »merkt«. Er ist sozusagen in die Haut eingraviert, ganz ähnlich wie Verletzungen oder Narben – nur eben unsichtbar für das Auge. Auch am vorzeitigen Altern der Haut ist zu einem wesentlichen Teil ein Übermaß an UV-Strahlen schuld. Mit den Mineralstoffen nach Dr. Schüßler ist es möglich, die Eigenschutzzeit der Haut so zu stärken, dass sie besser mit der Belastung durch intensive Sonnenstrahlen zurechtkommt.

Belastende Salbengrundlagen und Hilfsstoffe: Ich achte darauf, Rohstoffe in bestmöglicher Qualität zu verwenden. Zutaten wie etwa Vaseline und Paraffinöl verwende ich keinesfalls: Diese Rohstoffe verschließen die Hautporen, sodass die Aufnahme wertvoller Inhaltstoffe behindert wird.

- **Triethanolamin** ist ein weit verbreiteter Hilfsstoff zur Neutralisation von Gelbildnern. Er belastet die Haut, weil er an der Abspaltung der Krebs erregenden Nitrosamine beteiligt ist.
- **Polyethylenglykole (PEG)** können die Haut durchlässiger machen, sodass sie auch Schadstoffe leichter aufnimmt.

Künstliche Parfümierung: Aufgrund der sich immer weiter ausbreitenden Unverträglichkeiten von künstlichen Duftstoffen verwende ich ausschließlich natürliche Aromen und Öle aus biologischen Quellen. Der Duft des Menschen ist etwas sehr Persönliches, für das sich jeder selbst entscheiden soll und kann.

PFLEGE MACHT SCHÖN

Wir haben nur eine Haut – pflegen wir sie! Denn was wir heute an ihr versäumen, können wir mitunter morgen nicht mehr reparieren. Ebenso wichtig wie eine regelmäßige Pflege ist die Wahl der richtigen Produkte und eine hautfreundliche Anwendung.

Altersgemäße Pflege

Unsere Haut ist ein kostbares Gut und will gepflegt sein. Schon in der Kindheit und Jugend sollte daher mit einer leichten Feuchtigkeitspflege begonnen werden – auch wenn die Haut in dieser Zeit straff, gesund und samtweich ist und meist gleichsam aus sich heraus strahlt. Viele glauben, dass jetzt alles in Ordnung und daher kosmetische Pflege sinnlos, ja sogar Luxus sei. Aber auch in diesen jungen Jahren ist die Haut der Umweltbelastung ausgesetzt, Mineralstoffspeicher werden verbraucht, Sonnenbrände schädigen die Haut, Akne knabbert am Selbstbewusstsein und belastet Mädchen und Jungen gleichermaßen.

Eine überschaubare, auf die Grundbedürfnisse der jungen Haut abgestimmte kosmetische Pflege lässt in der Jugend keine schweren Hypotheken entstehen und ist deshalb wichtig für die Entwicklung des Hautbildes im weiteren Verlauf des Lebens.

Später stehen oft Bemühungen, sich vorteilhaft darzustellen, im Zentrum der Hautpflege. Das ist das gute Recht jedes Menschen und hat vor allem oft für Frauen eine besondere Bedeutung. Gepflegt zu sein vermittelt schließlich ein entsprechendes Wohlgefühl, das Sicherheit im Auftreten gibt. Deshalb hat eine naturgemäße Schönheitspflege Vorrang, weil sie nicht oberflächlich arbeitet, sondern aus der Tiefe heraus eine natürliche Lebendigkeit vermittelt.

Mit dem Älterwerden zeichnet sich die Spur unseres Lebens natürlich auch im Gesicht ab. Deshalb müssen nun auftretende Falten, trockene Haut und Pigmentflecken gepflegt und der Stoffwechsel der Haut optimal unterstützt werden.

Haben wir rechtzeitig vorgesorgt, so zeigen sich die Abnutzungserscheinungen des Alters viel später und wesentlich abgemildert. Das heißt für uns, dass wir nicht müde werden dürfen, früh und konsequent genug Schönheitspflege zu betreiben: und zwar eine Schönheitspflege, die den Körper in seinen wirklichen Bedürfnissen ernst nimmt.

tipp DER AUTORIN

Viele Frauen benutzen viele unterschiedliche Pflegeprodukte gleichzeitig, die nicht nur den Geldbeutel, sondern auch die Haut unnötig belasten. Ich empfehle Ihnen daher, Ihre Schönheitspflege auf eine überschaubare Anzahl aufeinander abgestimmter Produkte zu reduzieren. Viel wichtiger ist es nämlich, die richtigen Produkte zu finden, die Ihre Haut wirklich braucht – dann wird sie auch wieder von innen strahlen.

Schlafen Sie sich schön!

Wir verschlafen ungefähr ein Drittel unseres Lebens. Die Wahl des Schlafplatzes ist daher von nicht zu unterschätzender Bedeutung für Ihre Gesundheit, Schönheit und Vitalität. Sie wissen ja: Wer nach einer Nacht an einem belasteten Schlafplatz wie gerädert aufwacht, so als hätte er die ganze Nacht durchgearbeitet, kann nicht gut aussehen. Außerdem wird durch einen belasteten Schlafplatz auch eine frühzeitige Alterung im Körper in Gang gesetzt. All diese Faktoren sollten wir vermeiden, damit wir ausgeruht und froh gelaunt unser Tagwerk beginnen können.

tipp DER AUTORIN

Ich achte stets auf ein ausreichendes Schlafpensum von mindestens sechs bis acht Stunden. Es gibt keine bessere Schönheitspflege!

Wenn Sie schon lange verzweifelt sind, weil Sie nicht gut schlafen, dann beachten Sie die folgenden Punkte:

- **Spiegel:** Sie stören erheblich, weil sie eine eventuell vorhandene Erdstrahlung verstärken, ebenso wie Kristalllüster.
- **Fernseher, Radiowecker,** vor allem Stereogeräte und Haushaltsgeräte (Staubsauger) geben noch im Standby-Modus eine starke elektromagnetische Strahlung ab.
- Ein **Handy** gehört nicht an den Schlafplatz.

- Das **WLAN** muss in der Nacht im Wohnbereich abgeschaltet werden.
- **Netzfreischaltgeräte** befreien von elektromagnetischer Belastung und sind vor allem für Schlaf- und Kinderzimmer zu empfehlen. Hier ist der Schlaf schnell wieder entspannend und erholsam.
- **Echtholzbetten mit Lattenrost**, möglichst ohne Metallmechanik, fördern ebenfalls einen gesunden Schlaf. Verzichten Sie auf Federkernmatratzen.
- Für Bettzeug, Teppiche, Vorhänge und andere Textilien am Schlafplatz sollten möglichst **Naturfasern** verwendet werden.

Auch hartnäckige Therapieblockaden, ob körperlicher oder seelischer Natur, können mit einer Störung des Schlafplatzes zusammenhängen. Lassen Sie sich in diesem Fall umgehend beraten.

Eine Grundregel bei der Wahl des richtigen Schlafplatzes lautet: Ausweichen auf einen anderen Schlafplatz ist besser als entstören! Manchmal reicht es, das Bett in die eine oder andere Richtung um einen Meter zu verschieben, den Spiegel zu entfernen und den Strom für den Schlafbereich abzuschalten (Netzfreischaltgerät).

schnelltest Schlafen Sie am richtigen Ort?

Beantworten Sie die folgenden Fragen:	ja	nein
Wachen Sie müde und erschöpft auf, als hätten Sie die ganze Nacht gearbeitet?	☐	☐
Brauchen Sie eine lange Anlaufphase, um in Schwung zu kommen?	☐	☐
Stehen Sie müder auf, als Sie sich hingelegt haben?	☐	☐
Gehen Sie entweder sehr spät oder ungern schlafen oder flüchten Sie sehr früh aus dem Bett – oder beides?	☐	☐
Können Sie nur schwer einschlafen, und haben Sie ständig kalte Füße im Bett?	☐	☐
Leiden Sie unter häufigen Alpträumen?	☐	☐
Werden Sie im Bett von Krämpfen oder Rückenschmerzen geplagt?	☐	☐
Wachen Sie morgens regelmäßig ganz am Kopfende, quer über dem Bett, am Fußende oder im Nachbarbett auf, weil Sie nachts den Strahlen ausgewichen sind?	☐	☐

Sollten Sie eine oder mehrere Fragen mit Ja beantwortet haben, so rate ich Ihnen dringend, den Schlafplatz zu wechseln oder Ihre Wohnung von einem erfahrenen Rutengeher oder Geopathologen ausmessen zu lassen.

SCHÜSSLER ÄUSSERLICH

Der Zustand der Haut bestimmt unser Erscheinungsbild nach außen. Wir treten in unsere Haut gekleidet in die Welt, deshalb sollte ihre Pflege uns auch besonders am Herzen liegen.

Unsere Haut: Kontaktorgan zur Umwelt

Die Haut ist mit ihren durchschnittlich 1,6 Quadratmetern das größte Organ des menschlichen Körpers. Sie stellt unser Kontaktorgan zur Umwelt dar: In die Haut eingebettet sind die Rezeptorzellen des Tastsinns, sodass wir spüren, wie unsere Außenwelt beschaffen ist – ob rau oder glatt, hart oder weich, fest oder flüssig, nass oder trocken –, und die Tem-

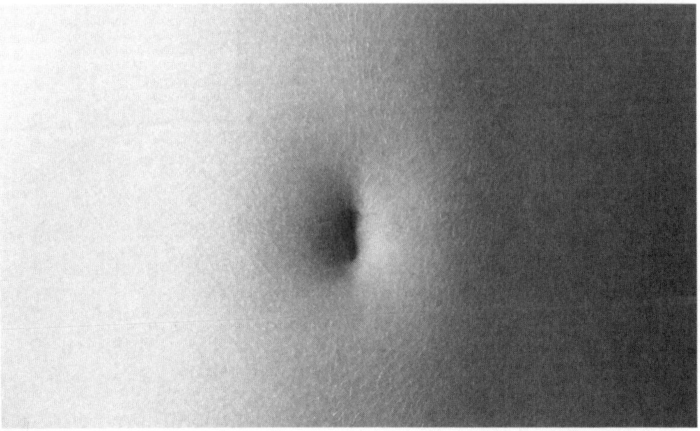

peratur fühlen. Die Aufgaben der Haut bestehen unter anderem in der Wärmeregulierung, im Schutz des Organismus vor Umwelteinflüssen, vor Kälte und Wärme, Verletzung, Wasserverlust und Austrocknung sowie vor dem Verlust körpereigener Substanzen wie Eiweiß und Elektrolyten. In der Haut finden sich außerdem noch Pigment erzeugende Zellen, die Melanozyten, sowie Schweißdrüsen, Talgdrüsen, Haarwurzeln und zahlreiche Gefäße und Nerven.

Im Wesentlichen besteht unser größtes Körperorgan aus drei Gewebeschichten: Auf die sehr dünne Oberhaut (Epidermis) folgt die Bindegewebsschicht, Lederhaut oder Dermis genannt, unter der wiederum die Unterhaut oder Subkutis mit dem subkutanen Fettgewebe sitzt. Das in die Unterhaut eingelagerte Fettgewebe dient der Wärmeisolation des Körpers, daneben auch der Pufferung von Druck und der Speicherung von Reservestoffen. Der Säureschutzmantel der Haut ist in der Lage, Bakterien abzuwehren.

Unterstützen Sie die Haut mit Schüßler-Salzen

- Da die Haut zugleich Schutz- und Bezugsorgan zur Welt ist, kommt den Mineralstoffen Nr. 1 Calcium fluoratum und Nr. 11 Silicea, verbunden mit Nr. 6 Kalium sulfuricum, besondere Bedeutung zu.
- Über die Haut wird eine Reihe von Reizen aufgenommen, wie z. B. Wärme, Druck, Schall, Nässe, Trockenheit; ebenso können chemische Reize, wie scharf, mild, brennend, ät-

zend u. Ä., über die Haut empfunden werden. Das Nervenleitungssystem wird vor allem durch Nr. 11 Silicea und Nr. 7 Magnesium phosphoricum unterstützt.

- Der Kreislauf wird auch bei stark schwankenden Temperaturen in Schwung gehalten, was wiederum die Elastizität der einzelnen Gefäßwandungen und Bindegewebsfasern beansprucht. Nr. 1 Calcium fluoratum und Nr. 11 Silicea sind die hier geforderten Mineralstoffe.
- Über die Haut ist es dem Organismus möglich, Belastungsstoffe auszuscheiden. Ist der Körper übersäuert, so wird oft vermehrt Schweiß abgesondert, der dann unangenehm riecht. In einer Nacht werden regulär zwischen einem und anderthalb Liter Flüssigkeit ausgeschwitzt, sodass der Wasserhaushalt des Körpers wieder ausgeglichen werden muss. Für den Wasserhaushalt zuständig ist Nr. 8 Natrium chloratum. Dieser Mineralstoff ist auch für die Temperatursteuerung verantwortlich. Die Ausscheidungen von belastenden Stoffen werden außerdem von Nr. 9 Natrium phosphoricum, Nr. 10 Natrium sulfuricum und Nr. 11 Silicea unterstützt.
- Dass die Haut atmen und den Sauerstoff aus der Umgebungsluft aufnehmen kann, wird hauptsächlich durch Nr. 6 Kalium sulfuricum ermöglicht. Dieser Mineralstoff unterstützt außerdem die Pigmentierung der Haut.

Der folgenden Tabelle können Sie entnehmen, wie die Mineralstoffe in der Haut wirken und welche Funktionen die einzelnen Betriebsstoffe erfüllen.

Schüßler-Salze und ihre Aufgaben in der Haut

Nr.	Schüßler-Salz	Aufgaben in der Haut
1	Calcium fluoratum	*unterstützend:* Elastizität, Keratinaufbau *vorbeugend:* rissige Haut / Lippen, welke Haut, Krampfadern, Bänderschwäche
2	Calcium phosphoricum	*unterstützend:* Eiweißstoffwechsel, Bindegewebe *vorbeugend:* Muskelkrämpfe
3	Ferrum phosphoricum	*unterstützend:* Sauerstofftransport zur Zelle, Stoffwechseltransport allgemein, Durchblutung, mit Nr. 6 gemeinsam antioxidative Wirkung *vorbeugend:* Entzündungen
4	Kalium chloratum	*unterstützend:* Aufbau der Faserstoffe des Bindegewebes, Drüsenbetriebsmittel allgemein *vorbeugend:* Couperose, Besenreiser, Milien (Hautgrieß)
5	Kalium phoshoricum	*unterstützend:* Energiehaushalt, mit Nr. 8 gemeinsam Regenerationsmittel *vorbeugend:* Gewebeschwund
6	Kalium sulfuricum	*unterstützend:* Pigmentierung der Haare, Reinigung der Zellen, Sauerstofftransport in die Zellen, mit Nr. 3 gemeinsam antioxidative Wirkung *vorbeugend:* Hautpigmentierung, Pigmentflecken aller Art, Ekzeme

7	Magnesium phosphoricum	*unterstützend:* Entspannung, Juckreiz stillend *vorbeugend: /*
8	Natrium chloratum	*unterstützend:* Wärme-, Flüssigkeitshaushalt, Aufbau der Schleimhäute, Regeneration gemeinsam mit Nr. 5 *vorbeugend:* trockene Haut, rieselnde Kopfschuppen
9	Natrium phosphoricum	*unterstützend:* Entsäuerung, Fettstoffhaushalt *vorbeugend:* fettige Haut, Akne
10	Natrium sulfuricum	*unterstützend:* Entschlackung, Entgiftung *vorbeugend:* stark juckende Ekzeme, geschwollene Tränensäcke
11	Silicea	*unterstützend:* Bindegewebsstrukturaufbau *vorbeugend:* brüchige Nägel und brüchiges Bindegewebe, Striae
12	Calcium sulfuricum	*unterstützend:* Eiweißabbau, Bindegewebsdurchlässigkeit *vorbeugend:* Cellulite
19	Cuprum arsenicum	*unterstützend:* Aufbau des Kollagens im Bindegewebe *vorbeugend:* Pigmentstörungen
21	Zincum chloratum	*unterstützend:* Aufbau von Haut, Haaren und Nägel *vorbeugend:* weiße Flecken auf den Nägeln, Haarausfall, Allergien

Die äußere Anwendung

Die Mineralstoffe nach Dr. Schüßler werden innerlich in Form von Tabletten angewendet. Die äußerlichen Anwendungsmöglichkeiten sind neben der Anwendung der Tabletten in aufgelöster Form jedoch ungleich vielfältiger.

Über die Gliedmaßen kann der ganze Mensch erreicht werden – diesen Umstand macht sich etwa die Reflexzonentherapie zunutze. An erster Stelle wird man hier meistens an die Reflexzonen der Füße denken; doch auch auf den Händen und sogar am Rumpf finden sich Reflexpunkte, in denen sich die Organe abbilden und die gut behandelt werden können.

Es macht also Sinn, über die Hände und Füße auch die Mineralstoffe in Form von Hand- und Fußbädern aufzunehmen, um sie ihren Einsatzmöglichkeiten entsprechend anzuwenden. Außerdem wird dadurch die Sensibilität der Haut von

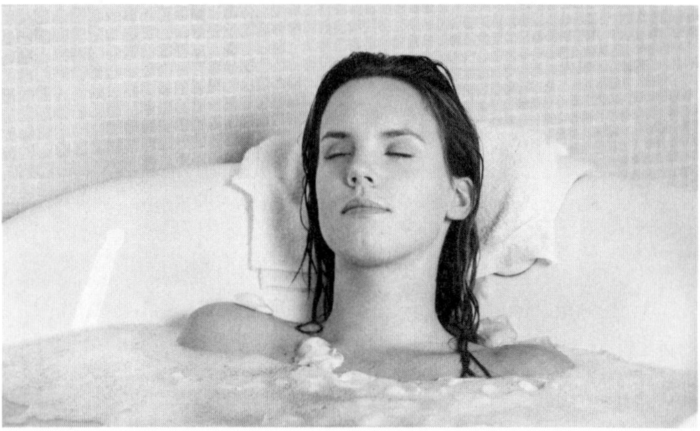

Händen und Füßen gefördert – und sie ist es ja schließlich, mit der wir einen Teil der Welt wahrnehmen.

Der direkte Weg, die Haut zu versorgen, geht über die äußere Anwendung der Mineralstoffe.

Bäder mit Schüßler-Salzen

Die Temperatur des Badewassers sollte bei Schüßler-Salz-Bädern unter der Körpertemperatur liegen, denn nur dann kann der Körper die Mineralstoffe aufnehmen. Die entsprechenden Mineralstoffe können Sie entweder dem jeweiligen Kapitel entnehmen oder als versierte Schüßler-Anwenderin selbst auswählen.

Das Bad sollte nicht länger als zehn Minuten dauern. Achten Sie auf eine angenehm warme und entspannende Raumtemperatur und hüllen Sie Ihre Beine danach in eine flauschige Decke.

- **Vollbad:** Bei akuten Beschwerden lösen Sie **je zehn bis zwanzig Tabletten** der dafür notwendigen Mineralstoffe im Badewasser auf.
- **Fußbad:** Es reicht, wenn die Füße komplett von der Mineralstofflösung aus zehn Tabletten bedeckt sind; Sie können das Bad jedoch auch auf den ganzen Unterschenkel ausdehnen.
- **Unterarmbad:** Da ein mit Wasser gefülltes Waschbecken für dieses Bad genügt, sollten Sie auch die Menge der Tab-

letten auf etwa fünf bis sieben Stück je Mineralstoff reduzieren.

- **Handbad:** Werden nur die Hände in die Mineralstofflösung aus zehn Tabletten getaucht – wie zum Beispiel bei Ausschlägen, rissigen oder wunden Händen oder zu kosmetischen Zwecken –, so genügt eine kleine Schüssel.

tipp DER AUTORIN Während des Bades öffnet sich der Mensch für Entspannung und Lockerung. Die Selbstwahrnehmung und damit die Achtsamkeit gegenüber dem eigenen Körper wird gefördert. Lassen Sie sich ganz auf den eigenen Körper mit seinen vielen Signalen und Empfindungen ein und nutzen Sie die Gelegenheit, Ihre Gedanken schweifen zu lassen. Ich empfehle auch gern, beim Baden entspannende Musik zu hören.

Waschungen

Waschungen erfrischen vor allem Menschen, die aus Krankheitsgründen das Bett nicht verlassen können. Die benötigten Mineralstoffe, 20 Tabletten je empfohlenem Mineralstoff, werden in einer vorbereiteten Waschschüssel aufgelöst.

- **Waschungen des ganzen Körpers bzw. bestimmter belasteter Körperteile:** Wenden Sie diese vor allem zur Pflege der Haut bei bettlägerigen, vor allem auch fiebrigen Menschen an, wenn die Gefahr des Wundliegens besteht.
- **Waschungen des Kopfes:** Sie können sehr leicht im Wasch-

becken durchgeführt werden. Die Mineralstoffe haben einen sehr guten Einfluss auf die Kopfhaut sowie auf den Haarwuchs (siehe auch Kapitel »Problemhaare«, S. 148). Zusätzlich sollten die angewendeten Mineralstoffe immer auch eingenommen werden.

Das Auflegen von Mineralstoffen

In aufgelöster Form lassen sich die Mineralstoffe ganz leicht über die Haut von außen dem Körper zuführen. Dies empfiehlt sich auf zwei Arten:

- **Auflegen von Tupfern**, Mullbinden oder Tüchern (Wickel), die allein mit dem wirkstoffhaltigen Wasser getränkt sind.
- **Auflegen von gelösten Tabletten als Brei** bei frischen Verletzungen. Wenn diese zu groß sind, sollten Sie von der Selbsthilfe absehen und unbedingt die ärztliche Erstversorgung in Anspruch nehmen.

Dabei werden die Tabletten in einer Schüssel mit wenig Wasser versetzt und mit einem Holz- oder Plastiklöffel gut umgerührt, bis ein zäher Brei entsteht, den man gut auf die gewünschte Stelle auftragen kann. Darüber legen Sie am besten Frischhaltefolie, damit der aufgelegte Brei nicht zu schnell austrocknet. Die Menge der Mineralstoffe richtet sich dabei nach der Größe der mit dem Brei zu versorgenden Körperoberfläche.

Diese Anwendung eignet sich besonders mit dem Mineralstoff Nr. 3 Ferrum phosphoricum für akute Verletzungen, aber auch bei allen schmerzhaften Zerrungen und Prellungen zur Erstversorgung. Nr. 11 Silicea wiederum wird angewendet bei Blutergüssen und blauen Flecken. Schließlich verwendet man Nr. 8 Natrium chloratum in Mischung mit Nr. 3 Ferrum phosphoricum (Mischungsverhältnis 2:1) bei Verbrennungen; Nr. 8 ist das Hauptmittel, Nr. 3 Ferrum phosphoricum wird in geringerer Menge beigefügt, da es die Schmerzen der Verbrennungen rasch lindert.

Generell sollten Sie den Brei erst dann abnehmen, wenn er anzutrocknen beginnt. Waschen Sie ihn dann ab und erneuern Sie, wenn nötig, die Auflage.

Der Brei gehört neben der Einnahme der Mineralstoffe zu den wirksamsten Anwendungen in der Schüßler-Heilweise.

Salben

Alle Mineralstoffe nach Dr. Schüßler können Sie als Salbe kaufen. Im Laufe der Zeit haben sich nach unserer Erfahrung verschiedene Salbenkombinationen als besonders wirksam erwiesen; sie sind als fertige Mischungen erhältlich.

Bei der Verwendung der Mineralstoffe nach Dr. Schüßler als Salben ist vor allem auf die verwendete Salbengrundlage zu achten. So lege ich bei meinen Salben Wert auf natürliche Fette, Öle, Wachse und Emulgatoren, da sie von der Haut gut aufgenommen werden.

- Die Mineralstoffsalben sollten mehrmals hintereinander dünn aufgetragen und einmassiert werden. Wiederholen Sie diesen Vorgang zwei bis drei Mal pro Tag.

tipp DER AUTORIN Vaseline und Paraffin schließen die Hautporen, sodass die Haut nicht mehr richtig atmen kann. Deshalb sollten vor allem Paraffinöl und Vaseline – sie sind billig und auch in Mineralstoffsalben beliebt – keine Verwendung in den reichhaltigen, nachfettenden Salben finden. Kaufen Sie auch keine Salben, deren Behältnisse aus Metall sind.

- Natürlich können auch Salbenverbände angelegt werden; hierfür tragen Sie die Salben in einer dickeren Schicht auf. Diese Form der Applikation (Anwendung) eignet sich besonders gut für die Nacht, da die fette Salbe so nur langsam die eingearbeiteten Mineralstoffe abgibt. Sie erreichen damit eine leichte Depotwirkung.

Gele

Fettfreie, hydrophile Salbengrundlagen sind Gele: Sie enthalten 80 bis 90 Prozent Wasser und sind besonders für die Applikation auf Schleimhäute prädestiniert. Sonnenallergiker etwa sollten auf Produkte zurückgreifen, die keine Emulgatoren enthalten; hier empfehlen sich reine Gele wie etwa das Pre und After Sun oder das Gel W, das sich vor allem zur Regeneration der Haut nach Verletzungen eignet.

Cremegele

Die beste Anwendungsform der Mineralstoffcremes ist die Darreichung als Cremegel. Sie ermöglicht eine leichte Pfle-

info

Fett oder Feuchtigkeit?

Die nachfettenden, reichhaltigen Salben aus meiner Herstellung sind Wasser-in-Öl-Emulsionssalben (W/O). Sie gewährleisten die Abgabe des Mineralstoffs an die Haut, da beim Auftragen auf die Haut die Emulsion den wasser- und mineralstoffhaltigen Anteil freigibt. Die Fettkomponente dient als Pflegekomponente, gleichzeitig aber auch als Abgabemedium (Vehikel oder Transporter), um die Mineralstoffe in die Haut einzuschleusen.

Für schuppende, rissige (also fettarme) Haut ist Pflege durch Fett wichtig. Bei trockener (also feuchtigkeitsarmer) Haut steht wiederum besonders die Feuchtigkeitszufuhr im Vordergrund. In diesem Fall und für besonders tiefenwirksame Anwendungen sollte auf Cremegele bzw. Gele zurückgegriffen werden.

Grundsätzlich gilt, dass polare Stoffe (das sind wasserlösliche Mineralstoffverbindungen, also Salze) die beste Freigabe von Arzneistoffen erzielen und sehr tief in die Haut eindringen können, wenn sie in hydrophile (mit Wasser mischbare) Salbengrundlagen eingearbeitet sind.

ge der Haut, gleichzeitig gibt ein Cremegel aber auch die Mineralstoffe gut an die Haut ab. Daher wirkt es bis in die Tiefe.

Da Cremegele hervorragende Resultate erbringen, biete auch ich die meisten Mineralstoffmischungen als Cremegele an. Jeden Mineralstoff gibt es sowohl als Salbe als auch als

Cremegel, die den jeweiligen Mineralstoff in der originalen Verdünnung wie die Tabletten enthalten. In beiden Produktlinien werden die Mineralstoffe im kosmetischen Herstellungsverfahren unter Beachtung strenger hygienischer Bestimmungen hergestellt (eine Übersicht über die Anwendungsmöglichkeiten der einzelnen Mineralstoffe als Salben oder Cremegele finden Sie im Anhang ab Seite 194).

tipp Mit den Mineralstoff-Cremegelen und -salben können Sie ganz einfach auch selbst Mischungen für Ihre individuelle Schönheitspflege herstellen; ich empfehle solche Mischungen mehrmals in diesem Buch. Wenn nicht anders angegeben, vermischen Sie die angegebenen Mineralstoffe als Cremegel oder Salbe zu gleichen Teilen in einer Plastikschüssel und füllen die fertige Mischung in einen Tiegel aus der Apotheke. Bitte beachten Sie, dass Cremegele mit Cremegelen und Salben mit Salben gemischt werden sollten.

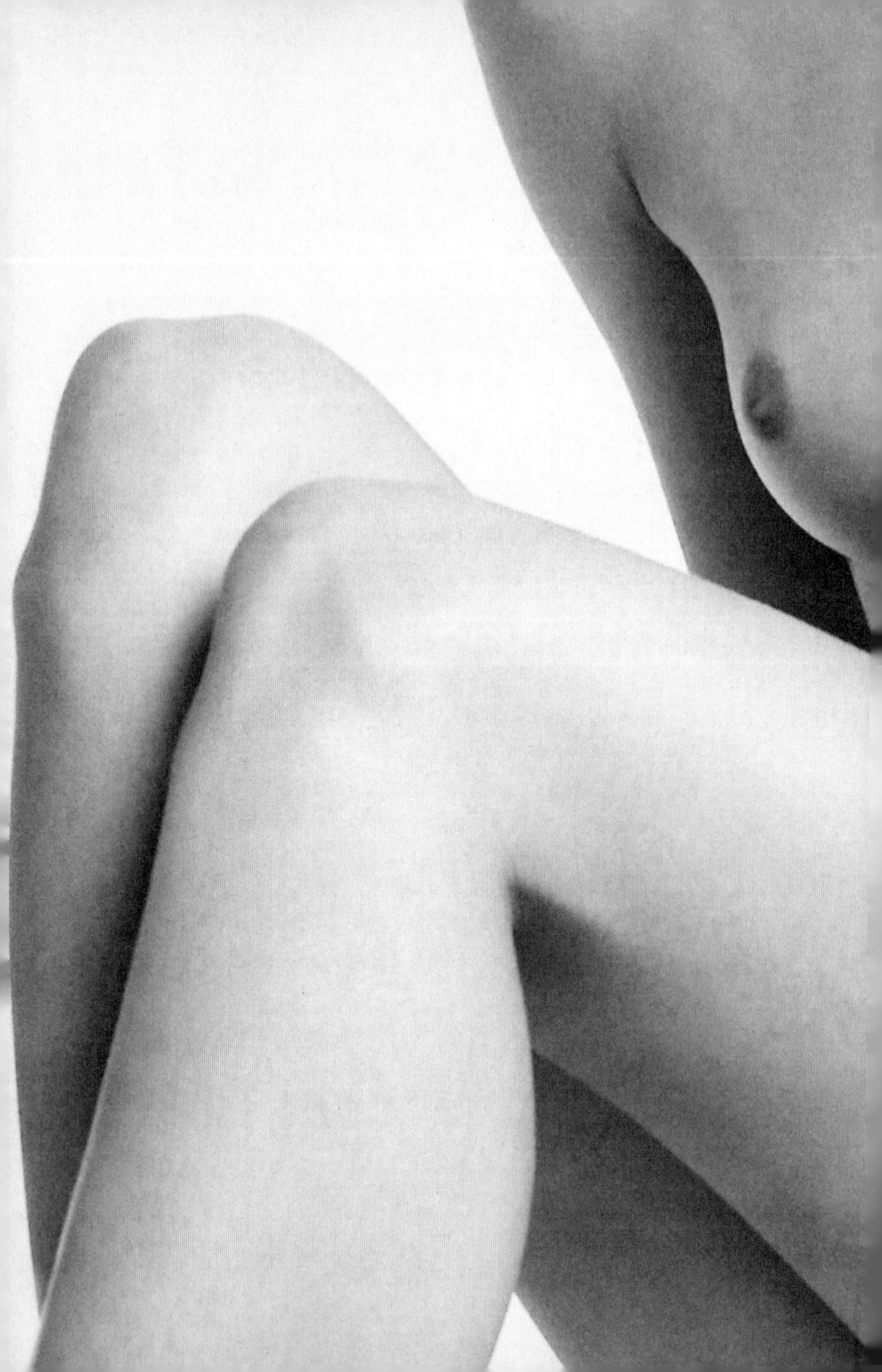

Die Haut

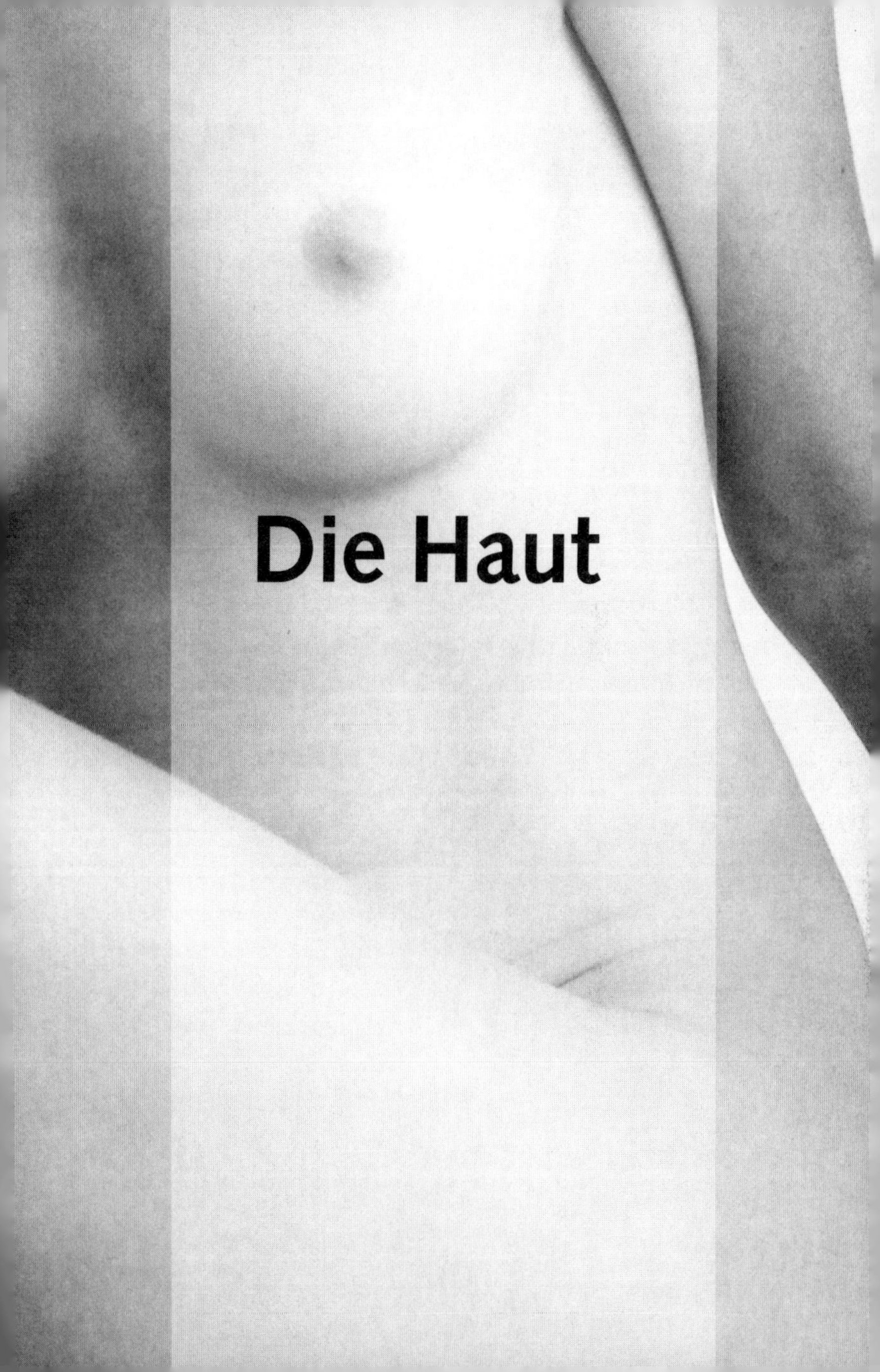

ALLES GUTE FÜR IHRE HAUT

Die Haut ist das größte Organ des Menschen. Wie auch jedes andere Organ im Körper stellt sie bestimmte Anforderungen und hat ganz spezielle Bedürfnisse. Dazu gehören eine geeignete Pflege, richtige Ernährung und vor allem ausreichende Flüssigkeitszufuhr.

Wasser und Fett

Auf einen gesunden und natürlichen Hautaufbau arbeitet man am besten schon in frühen Jahren hin. Die Haut benötigt dafür Betriebsstoffe, die wir in besonderem Maße über Schüßler-Salze zuführen können.

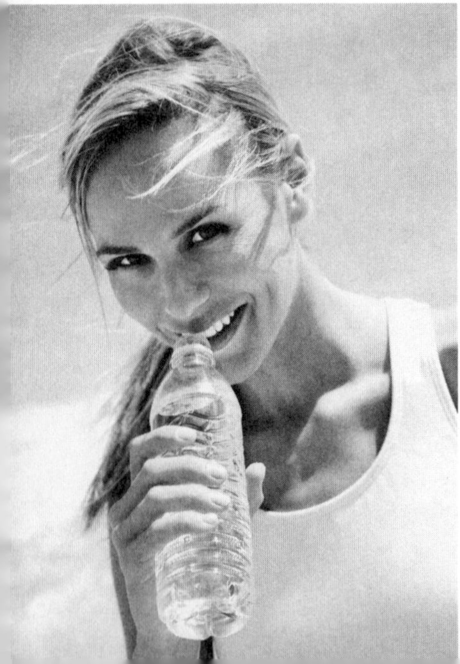

Richtig trinken

Viele Menschen trinken zu wenig. Sie haben kaum noch Durst, da es sich der Körper richtiggehend abgewöhnt hat, Durst zu signalisieren. Sehr oft werden Frucht- und Gemüsesäfte, Limonaden, Kaffee, Tee, alkoholische Getränke und Mineralwasser getrunken – unser Trinkwasser haben wir scheinbar vergessen.

Doch die genannten Getränke sind viel zu konzentrierte Flüssigkeiten, die unser Körper erst verdünnen muss, um sie verwerten zu können. Dafür muss er das eigene Flüssigkeitsreservoir heranziehen. Jetzt erst setzt der Körper das Signal Durst ab, um sich zu schützen: Wir sind dabei zu »vertrocknen«!

Die Folgen der Austrocknung

Viele Störungen und Beschwerden lassen sich auf eine Unterversorgung mit Wasser zurückführen: Die Haut trocknet aus – heute hat bereits die Mehrzahl der Frauen eine feuchtigkeitsarme Haut. Bei Wassermangel wird der Nährstofftransport im Bindegewebe erschwert, es wird unelastisch und übersäuert. Es entsteht Cellulite.

Ferner trocknen die Knorpel aus, was wir als knackende Gelenke spüren. Die Gehirnflüssigkeit kann nicht genügend zirkulieren, die Gedächtnisleistung nimmt ab, und auch die Konzentrationsfähigkeit leidet.

Gravierende Folgen der Austrocknung sind auch Rheuma und Gicht. Eigentlich lassen sich alle Zivilisationskrankheiten unter anderem auch auf ein Bindegewebe zurückführen, das nicht ausreichend mit Wasser versorgt wird.

Erst wenn eine Zeit lang natürliches, gutes Trinkwasser getrunken wird, stellt sich auch langsam das natürliche Durstgefühl wieder ein. Der Organismus vertraut dann wieder darauf, nicht mehr mit konzentrierten Flüssigkeiten belastet zu werden. Wird ausreichend Wasser getrunken, so ist es dem Organismus außerdem möglich, viele Schadstoffe auszuschwemmen. Das wiederum wirkt sich günstig auf das Hautbild aus.

Auch verschiedene Mineralwasser belasten auf Dauer die Flüssigkeitsbalance, weil sie meist zu große Mengen an Mineralstoffen enthalten, die der Körper ebenso verarbeiten muss. Die steuernden Funktionsmittel müssen dafür eingesetzt werden, die Mineralstoffe aus den Mineralwässern zu verarbeiten.

Zur Steuerung des Wasserhaushalts benötigt unser Organismus Nr. 8 Natrium chloratum.

Fett ist lebenswichtig

Eine weitere Komponente, die sich in besonderem Maße auf das Erscheinungsbild der Haut auswirkt, ist der Fetthaushalt des Körpers. Auf der einen Seite nehmen wir mit der Nahrung zu viele gehärtete bzw. hydrierte Fette zu uns, was unseren Fettstoffhaushalt stark belastet. Die beim Stoffwechsel anfallenden Transfettsäuren kann der Körper nicht verwerten; er muss sie also als Fettgewebe einlagern.

Andererseits sind wir in unserer Gesellschaft des Schlankheits- und Fitnesswahns darauf programmiert, aus Angst vor einer Gewichtszunahme die Zufuhr von Fett drastisch zu drosseln oder gänzlich zu meiden. Dadurch wird jedoch auch die lebensnotwendige Zufuhr von essenziellen Fettsäuren unterbunden, was langfristig zur Verarmung des Organismus an diesen biologisch wichtigen Fetten führt: Das Ergebnis sind brüchige Zellmembranen und letztlich auch das Austrocknen der Haut.

Insgesamt erleidet die Haut durch den Verlust an Feuchtigkeit und Fettsubstanzen einen großen Verlust an Geschmeidigkeit. Die Folge ist eine relativ schnelle Hautalterung, die mit einer Verrunzelung der Haut einhergeht.

Die einzelnen Hauttypen

Die ästhetischen Qualitäten der Haut werden durch die richtige Kombination der einzelnen Bestandteile des Hydrolipidfilms auf der Hautoberfläche bestimmt. Dieser Film sorgt dafür, dass die Hornschicht zart und geschmeidig bleibt. Zuständig sind hier vor allem die Mineralstoffe Nr. 1 Calcium fluoratum, Nr. 8 Natrium chloratum und Nr. 9 Natrium phosphoricum.

Im Wesentlichen unterscheidet man drei Hauttypen:

- normale Haut,
- fettige Haut und
- trockene Haut.

Sie werden durch Mischtypen ergänzt, sodass sich insgesamt 12 Hauttypen unterscheiden lassen.

Die Durchblutung der Haut

Die Blutbahnen in der Haut sichern die Versorgung mit Sauerstoff und die Ernährung verschiedener Hautstrukturen, transportieren aber auch die Stoffwechselschlacken ab. Sie sind generell an der Wärmeregulation sowie der Erhaltung des arteriellen Blutdrucks beteiligt. Dazu ist die Anwesenheit von Nr. 3 Ferrum phosphoricum unabdingbar; gleichzeitig ist es auch ein wichtiges Stoffwechselmittel für das Gewebe der Haut.

1. Normale Haut

Wenn die Haut in einem Gleichgewichtszustand ist, spricht man von normaler Haut: Sie zeichnet sich durch gute Befeuchtung aus und ist wenig fett. In der Qualität entspricht sie der Haut eines Kindes vor der Pubertät: Sie ist straff, weich und samtig.

Dieser Normalzustand ist jedoch viel eher ein Idealzustand, da nur wenige Menschen tatsächlich eine normale Haut aufweisen. Meist finden sich Abweichungen von diesem Ideal, die von der trockenen bis hin zur fettigen Haut die ganze Palette abdecken.

2. Fettige Haut

Die fettige Haut ist reich an Lipiden, kann aber auch mehr oder weniger dehydriert (feuchtigkeitsarm) sein. Der Organismus ist hier nicht in der Lage, den Fettstoffhaushalt ausreichend zu regulieren. Auf Grund einer Übersäuerung des Körpers setzt eine übermäßige Talgproduktion ein, wodurch auch die Talgporen erweitert werden; man spricht dann von Seborrhoe. Der für die Regulierung des Säurehaushaltes zuständige Mineralstoff ist Nr. 9 Natrium phosphoricum. Er ist ebenso der Betriebsstoff für den Fettstoffhaushalt.

Die Haut wirkt meist blass, glänzt fettig, neigt zu erweiterten Fettporen und zu Akne.

3. Jugendliche Aknehaut

In der Pubertät sieht sich der junge Mensch eine der größten Herausforderungen seines Lebens gegenüber: Er muss sich auf sein Ich besinnen. Das führt zu Spannung im Körper. Übersäuerung ist eine Folge, was unmittelbar einen Mangel an Nr. 9 Natrium phosphoricum zeigt. Dies ist auch der Betriebsstoff für den Fettstoffhaushalt.

Naturgemäß setzt auch eine übermäßige Talgproduktion im Bereich der Haarfollikel ein, sodass die Poren verstopfen. In der Folge entstehen Mitesser und Pickel. Häufig genug steht am Ende der Entwicklung die Akne. Sie zeigt sich nicht nur im Gesicht, sondern auch auf dem Rücken und an anderen Körperregionen und ist sehr hartnäckig. Unzählige Kosmetika haben sich dem Kampf gegen diese entzündliche Hautkrankheit verschrieben, doch nur wenige versprechen tatsächlich langfristigen Erfolg. Dazu gehören Cremegele mit hoch verdünnten Mineralstoffen, beispielsweise Seborive.

4. Mischhaut

Man spricht von Mischhaut, wenn sich in Beschaffenheit und Befindlichkeit der Haut deutliche Unterschiede zwischen dem mittleren Gesichtsbereich, den Wangen und dem übrigen Gesicht feststellen lassen. Die Wangen sind meist trocken, fettarm und/oder feuchtigkeitsarm, während andere Gesichtsareale seborrhoisch (fettig) wirken.

5. Trockene Haut

Die Haut wirkt rau, neigt zu roten Flecken und ist empfindlich gegenüber Temperaturschwankungen. Die Trockenheit wird verstärkt durch Seifen, zu trockene oder zu warme Luft, durch die Sonne oder längerfristigen Kontakt mit Wasser. Dabei geht es im Wesentlichen um eine Trockenheit der Hornschicht.

Kommt die Trockenheit durch eine unzureichende Talgproduktion zustande, so spricht man präziser von einer fettarmen Haut.

Meist wird sprachlich zu wenig zwischen trocken und fettarm unterschieden, denn genau genommen bedeutet trocken feuchtigkeitsarm. Sind reichhaltige Cremes für Sie ein Problem, weil Sie zu schwitzen beginnen, so haben Sie eher eine feuchtigkeitsarme Haut. Bei diesem Hauttyp ist der Wassergehalt der Hornschicht sehr gering; es besteht ein Mangel an so genannten Natural Moisturizing Factors (natürlicher Feuchthaltefaktor). Sie werden dann das Gefühl haben, keine reichhaltige Creme zu vertragen, und diese als unangenehm empfinden.

Kann der Organismus die Feuchtigkeit nicht mehr regulieren und nicht mehr binden, dann fehlt ihm Nr. 8 Natrium chloratum. Es ist der Betriebsstoff, mit dem der Flüssigkeitshaushalt der Haut reguliert werden kann.

6. Fettarme Haut
Schüßler-Salze wirken regulierend, daher mag es erstaunen, dass eine fettarme Haut, genau wie die fettige Haut, Nr. 9 Natrium phosphoricum braucht. Ob Sie eine fettarme Haut haben, können Sie ganz leicht selbst feststellen: Tragen Sie eine reichhaltige, nachfettende Salbe oder Creme auf. Stellt sich ein angenehmes Gefühl auf der Haut ein, so haben Sie eine fettarme Haut.

7. Grobporige Haut
Die grobporige Haut ist eine Abart der feuchtigkeitsarmen Haut und wird als unschön empfunden; vor allem Frauen leiden darunter. Aus der Biochemie nach Dr. Schüßler wissen wir, dass große Poren auf einen Mangel an Nr. 8 Natrium chloratum hinweisen. Oft können schöne Erfolge mit den Mineralstoffen nach Dr. Schüßler erreicht werden.

Um die richtigen Pflegeprodukte auswählen zu können, ist es wichtig, dass Sie Ihren Hauttyp wissen und damit auf die speziellen Bedürfnisse Ihrer Haut eingehen können.

8. Schuppende Haut

Desgleichen kann durch einen Mangel an Nr. 8 Natrium chloratum das Keratin, der Hornstoff in der obersten Schicht der Haut seinen Halt verlieren; trockene, rieselnde Schuppen sind die Folge – und zwar am ganzen Körper. Auch dies ist die Folge einer Austrocknung der Haut.

9. Welke Haut

Unter biochemischen Gesichtspunkten – jenseits der rein kosmetischen Hauttypen – kennen wir noch weitere Hauttypen. Dazu gehört die welke Haut.

Wenn die oberste Schicht der Haut zu wenig Nr. 1 Calcium fluoratum aufweist, leidet die Spannkraft der Haut. Es ist wie bei den Blättern der Bäume: Werden sie nicht mehr vom Baum versorgt und fallen ab, so welken sie. Man kann hier von einer leichten Verrunzelung der Haut sprechen. Darunter versteht man jene sehr kleinen Fältchen, die erst wahrzunehmen sind, wenn die Haut aus nächster Nähe betrachtet wird.

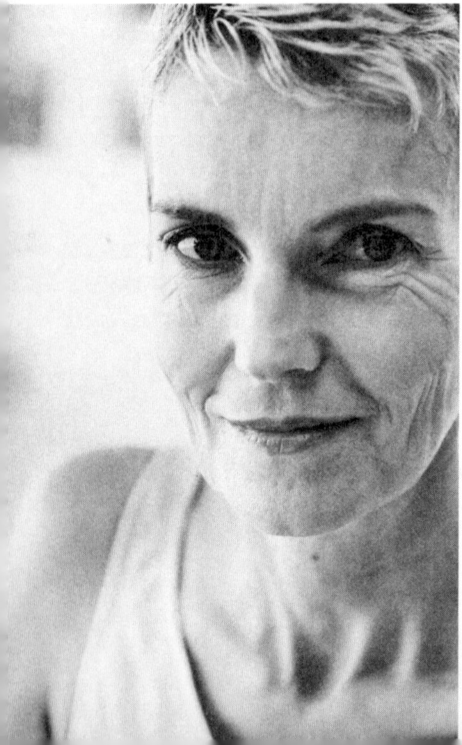

10. Faltige Haut

Erleidet das Bindegewebe der Haut einen Mangel an Nr. 11 Silicea und schrumpft, so wird die oberste Schicht der Haut »zu groß«. Sie »passt« nicht mehr und legt sich in Falten. Diese sind ausgeprägter und leicht zu unterscheiden von den winzigen Fältchen der welken Haut.

Übergewichtige Menschen, die stark abgenommen haben, sehen sich häufig mit diesem Problem konfrontiert: Die »überschüssige« Haut hängt in Hauttaschen herab und ist nur sehr schwer wieder straff zu bekommen.

Wie das Bindegewebe schrumpft, sieht man vor dem Ohr, wenn sich die darüberliegende Haut in Falten legt. Sie schiebt sich manchmal schon in sehr jungen Jahren zusammen, ohne dass man bisher den Grund dafür kennen würde. Dasselbe gilt für die Lippenfältchen, die sich über der Ober- und Unterlippe

tipp DER AUTORIN

Lassen Sie sich vom Jugendwahn nicht verrückt machen. Mit zunehmendem Alter stellen sich ganz natürlich Falten ein. Ich möchte hier ausdrücklich darauf hinweisen, dass der Sinn einer guten Kosmetik keinesfalls darin besteht, das Altern zu verbergen oder gar eine Faltenbildung zu verhindern. Gut gepflegte Frauen, die Vitalität ausstrahlen, dürfen ruhig auch ein paar Falten im Gesicht haben. Sie wirken gerade deshalb interessant und schön.

bilden. Auch diese unangenehme Erscheinung zeigt sich bei Frauen oft schon in jungen Jahren.

11. Empfindliche Haut

Unter empfindlicher Haut versteht man in der Biochemie nach Dr. Schüßler jene Haut, die wegen des Mangels an Nr. 5 Kalium phosphoricum keine Belastungen abpuffern kann. Jede Druckstelle, der Einfluss von Kälte, Regen und Sonne wirkt sich sofort nachteilig aus: Rötung, Entzündungen und ähnliche Symptome sind die Folge. Die Haut reagiert also unmittelbar auf Belastungen durch die Umwelt, meist sind die Betroffenen auch einem besonderen inneren oder äußeren Stress ausgesetzt. Außerdem sollte an die vermehrte Zufuhr von essenziellen Fettsäuren gedacht werden.

12. Allergische Haut

Werden der Haut von außen belastende Stoffe zugeführt, so antwortet sie oft mit Rötungen, Juckreiz und Ekzemen. Man spricht hier von einer allergischen Reaktion. Bei manchen Menschen zeigen sich durch den Einfluss von Sonnenstrahlen Bläschen, die extrem jucken: Hier liegt eine Sonnenallergie vor. Doch wie kommt es zu solchen allergischen Reaktionen?

Das Bindegewebe unter der Haut ist eine der Deponien des Körpers: Schadstoffe und Säuren schlummern hier und warten darauf, ausgeschieden zu werden. Ist das Bindegewebe jedoch regelrecht »überfüllt« mit belastenden Stoffen, so macht die Haut mobil: Sie ruft um Hilfe und macht durch Reizreaktionen auf sich aufmerksam. All dies ist unter anderem ein Zeichen für einen extremen Mangel an Nr. 10 Natrium sulfuricum.

Reagiert die Haut extrem auf Waschmittel oder ähnliche Stoffe (Waschmittelallergie), so steht im Hintergrund häufig ein Mangel an Nr. 10 Natrium sulfuricum. Bei einer Kontaktallergie wehrt sich die Haut gegen bestimmte Metalle. Hier können Präparate mit hoch verdünnten Mineralstoffen und basische Bäder entlastend wirken, wie etwa Zell Basic und BaseCare.

Frühzeitige Hautalterung

Frühzeitiges Altern der Haut wird durch folgende Faktoren begünstigt:

- Nikotin
- übermäßige Sonnenbestrahlung (Solarium!)
- Kälte
- Wind
- großen Mangel an Mineralstoffen wie den hoch verdünnten Mineralstoffen
- Mangel an Spurenelementen
- Stress
- Schlafmangel.

Die Reinigung der Haut

Eine gute und gründliche Reinigung der Gesichtshaut ist Voraussetzung für eine gelungene kosmetische Pflege. Sie sollte daher an der Tagesordnung sein und nicht nur praktiziert werden, um grobe Verunreinigungen oder Make-up zu beseitigen.

Die Reinigung der Gesichtshaut ist von großer Bedeutung, da das Gesicht Wettereinflüssen wie Wind, Sonne und Kälte, aber auch der Umweltverschmutzung in besonderem Maße ausgesetzt ist. Außerdem schminken wir uns mit Make-up und muten unserer Gesichtshaut oft ungesunde Farbstoffe zu (siehe hierzu auch Kapitel »Die Gesichtsreinigung«, S. 65).

Für die Körperreinigung empfiehlt sich vor allem das Duschgel für Körper und Haare mit hoch verdünnten Mineralstoffen, um die Haut schonend zu reinigen (siehe hierzu auch Anhang S. 190).

Essen Sie sich schön!

Einen nicht zu unterschätzenden Einfluss auf das Erscheinungsbild der Haut hat vor allem auch die Ernährung. Dabei empfiehlt es sich, besonders auf folgende Faktoren zu achten:

- Um Ihren **Säure-Basen-Haushalt** auf einem gesunden Niveau zu halten, sollten Sie auf die Zufuhr von genügend Gemüse und nicht saurem Obst achten.

- Daneben sollte Ihr Augenmerk auf nicht zu viel **Eiweißzufuhr** liegen: Der Erwachsene braucht 0,8 Gramm Eiweiß pro Tag je Kilogramm Körpergewicht – aber auch nicht mehr. Ein Übermaß schafft auf Dauer Probleme in Form der Eiweißspeicherkrankheit bzw. Eiweißdickleibigkeit.
- Beachten Sie: Auch Joghurt, Sauerrahm, Käse und andere Milchprodukte müssen in der täglichen Eiweißbilanz berücksichtigt werden!
- Eine Versorgung des Körpers mit **hochwertigen ungesättigten Fettsäuren** ist ebenso wichtig wie eine ausreichende Wasserzufuhr.
- **Schadstoffe** belasten die Deponien des Körpers, die Zellen und das Bindegewebe. Daher ist es so wichtig, dem Körper möglichst wenig künstliche Farbstoffe, Konservierungsmittel, Weichmacher und künstliche Aromastoffe zuzuführen. Sie sind mittlerweile fast unvermeidbar in unseren Lebensmitteln, verursachen jedoch Hautkrankheiten und Allergien und andere Zivilisationskrankheiten.

tipp DER AUTORIN

Wenn Sie eine Fastenkur beginnen wollen, rate ich Ihnen zu einer ausreichenden begleitenden Versorgung mit Schüßler-Salzen. Sie ersparen sich damit viele unangenehme Symptome wie Kopfschmerzen, Gliederschmerzen, Anfälligkeit für Schnupfen, Heißhungerattacken usw., die als Nebenwirkungen mit dem Fasten einhergehen können.

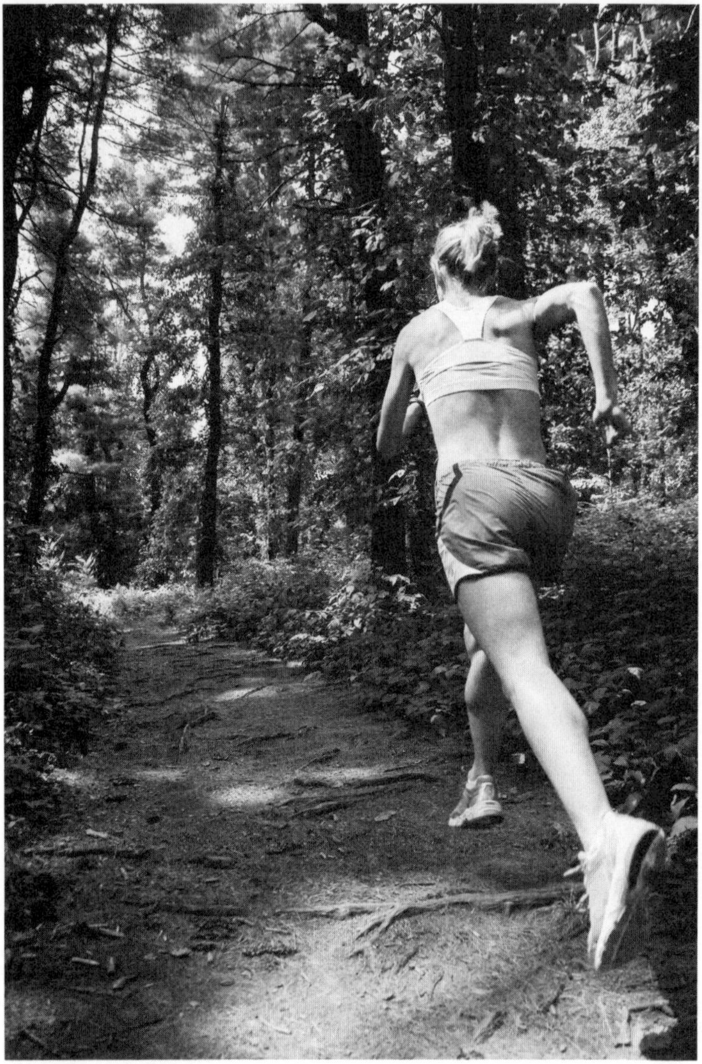

Bewegung macht schön

Der beste Weg, Haut und Körper mit Sauerstoff zu versorgen, ist körperliche Aktivität. Wenn Sie Ihren Körper bewegen, kann jede Zelle ausreichend Sauerstoff aufnehmen, sodass die reaktionsfreudigen freien Radikale weniger Schaden anrichten können. Sie leisten unter anderem der vorzeitigen Hautalterung (»Aging«) Vorschub, die mit Falten und Runzeln einhergeht.

Bewegung an der frischen Luft trägt zu einem gesunden, blühenden Aussehen bei. Denn die Haut atmet und braucht Sauerstoff und gibt beim Ausatmen Abfallstoffe ab.

Körperliche Bewegung

- steigert die Herzaktivität,
- die Zellen erneuern sich schneller,
- die Nährstoffe werden rascher in den Organismus aufgenommen und verwertet.

Kein Wunder also, dass Bewegung zu den besten Schönheitskuren für Ihre Haut zählt. Gönnen Sie sich täglich 30 Minuten körperliche Bewegung, vorzugsweise an der frischen Luft. Das steigert Lebensfreude und Lebensqualität und verschönert zudem Ihr Hautbild!

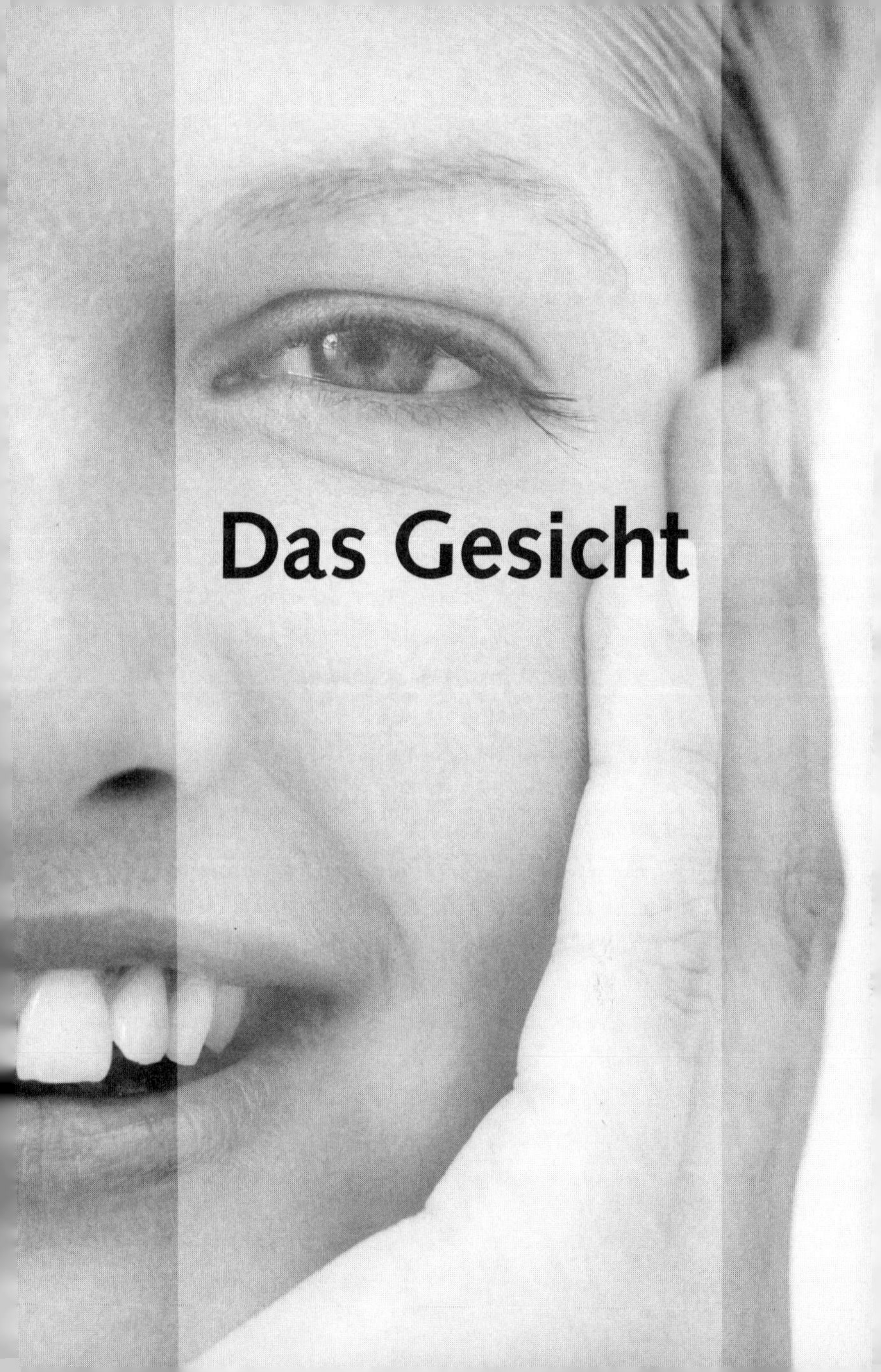

Das Gesicht

SPIEGEL DER SEELE

Dem Antlitz des Menschen kommt eine besondere Bedeutung zu: Es ist der Spiegel der Seele. Als solcher zeigt es Emotionen und verrät konzentrierte Anspannung oder genussvolle Entspannung. Und wenn man noch genauer hinschaut, sieht man auch die Spuren, die das Leben hinterlassen hat.

Die Antlitzanalyse

Das Antlitz zeigt nicht nur, wie Sie sich fühlen, sondern auch wichtige Bedürfnisse des Körpers.

Das Antlitz des Menschen hat große Aussagekraft. Deshalb wurde in der Biochemie nach Dr. Schüßler die so genannte Antlitzanalyse entwickelt. Sie eröffnet die Möglichkeit, aus dem Gesicht eines Menschen bestehende Mineralstoffmängel abzulesen und seinen gesundheitlichen Status zu erfahren.

Werden die Speicher mit den Mineralstoffen nach Dr. Schüßler wieder aufgefüllt, so gehen die Mangelsymptome im Gesicht rasch wieder zurück. Wenn allerdings im Körper anderweitige Regenerationsarbeiten anstehen, muss das Auffüllen der Speicher warten. Die Mangelzeichen bleiben dann so lange bestehen, bis die Speicher wieder voll sind. Daran lässt sich sehr deutlich erkennen, dass Schönheit eine Sache des ganzen Körpers ist!

Gesichtspflege hängt daher für mich unmittelbar mit einer guten Versorgung mit hoch verdünnten Mineralstoffen – sowohl innerlich als auch äußerlich – zusammen. Deshalb habe ich diese Mineralstoffe in meine Kosmetik- und Körperpflegeprodukte eingearbeitet und nach pflegenden Gesichtspunkten die Salbengrundlagen und Rohstoffe ausgesucht, um die kosmetische Wirkung der hoch verdünnten Mineralstoffe noch zu fördern.

Die hoch verdünnten Mineralstoffe können Sie auch selbst gut verarbeiten. Sie sind leicht in Wasser löslich und lassen sich mit etwas Fantasie problemlos kombinieren und einarbeiten.

Die Gesichtsreinigung

Make-up und Schminke lassen sich mit folgenden pflanzlichen Ölmischungen entfernen:

Zutaten

Kokosnussöl
Olivenöl
Traubenkernöl
Wasser
ätherische Öle (Rosmarin, Teebaum, Salbei)
seifenfreies, pH-neutrales Syndet (Hautreinigungsmittel)

- Vermischen und erhitzen Sie je 25 g Kokosnussöl, 25 g Olivenöl und 50 g Traubenkernöl in einem Wasserbad.
- Füllen Sie diese Ölmischung in eine verschraubbare Flasche ein. Nach dem Abkühlen geben Sie ätherische Öle dazu: 6 Tropfen Rosmarin, 2 Tropfen Teebaum, 3 Tropfen Salbei.
- Schütteln Sie alles gut durch, tränken Sie einen Wattebausch oder Abschminkpad damit und nehmen Sie die Schminke ab.

Zur Nachreinigung empfehle ich das Waschen mit einem geeigneten seifenfreien und pH-neutralen Syndet (Hautreinigungsmittel), weil sich Schmutzpartikel aus der Umwelt sowie Ölreste gut emulgieren und mit Wasser abwaschen lassen. Außerdem wird der Säureschutzmantel der Haut nicht angegriffen, wie es bei normalen – auch natürlichen – Seifen der Fall ist.

Anschließend rate ich zur Anwendung eines **Gesichtswassers**, das Sie wie folgt zubereiten:

Zutaten

grüner Tee
Pfefferminze
Wasser
Nr. 3 Ferrum phosphoricum
Nr. 5 Kalium phosphoricum
Nr. 8 Natrium chloratum

- Machen Sie einen wässrigen Auszug mit grünem Tee. Dazu bereiten Sie aus einem viertel Teelöffel Grüntee und einer Prise Pfefferminze auf 250 ml Wasser einen Tee zu.
- Lassen Sie ihn 5 Minuten ziehen und anschließend abkühlen.
- Geben Sie in ein halbes Glas Wasser (abgekocht und wieder abgekühlt) folgende hoch verdünnte Mineralstoffe: 10 Tabletten Nr. 3 Ferrum phosphoricum, 10 Tabletten Nr. 5 Kalium phosphoricum und 10 Tabletten Nr. 8 Natrium chloratum.
- Lassen Sie die Lösung, ohne umzurühren, ein paar Minuten stehen.
- Dann gießen Sie die Wasserlösung ohne den Milchzuckersatz in den abgekühlten Tee. (Die Trägersubstanz der hoch verdünnten Mineralstoffe ist Milchzucker, der sich gemeinsam mit den Tablettierungshilfsstoffen im Glas absetzt.)

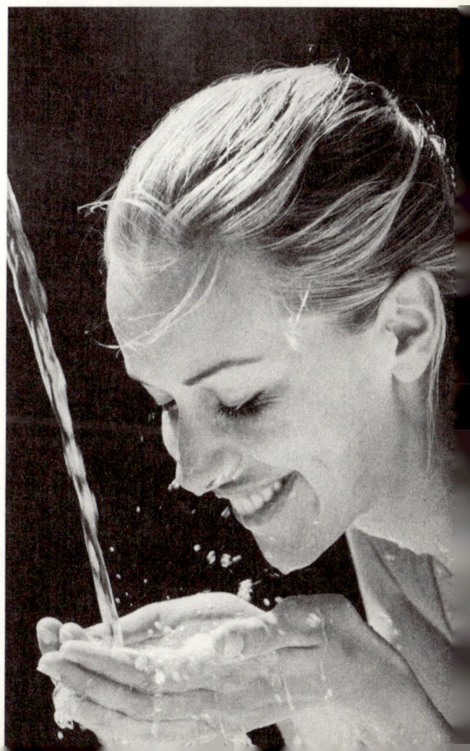

Das ist ein gutes Gesichtswasser mit Schüßler-Salzen. Es hält sich zwei Tage. Sie können es auch für Wangenkompressen verwenden.

Grüner Tee enthält Antioxidanzien, und Pfefferminze erfrischt die Haut. Diese Pflege eignet sich für alle Hauttypen und ist eine Energiemischung für Körper und Haut.

tipp DER AUTORIN Mädchen und Jungen mit Akneproblemen empfehle ich, an Stelle der Pfefferminze zwei Prisen Stiefmütterchenkraut, vermischt mit Thymian, zu verwenden. Der Mineralstoffmischung sollten zusätzlich 10 Tabletten Nr. 9 Natrium phosphoricum beigefügt werden; es wird die Aknehaut beruhigen.

Die Gesichtsmassage

Wenn Sie müde und abgespannt sind, sollten Sie an eine Gesichtsmassage denken. Sie regt Ihren Kreislauf an und bringt die Haut wieder in Schwung. Außerdem entspannt sie die Muskeln und glättet die Haut.

Je mehr Alltagsstress sich im Gesicht ausdrückt, desto mehr verspannt sich die Gesichtsmuskulatur. Die Anwendung von Mineralstoffen nach Dr. Schüßler ist da sehr hilfreich. Verbunden mit der Akupressurmassage erreichen Sie so eine wohltuende Entspannung.

Diese Akupressurmassage sollte fünf bis zehn Minuten lang dauern. Versuchen Sie, die Gesichtsmassage in Ihr abendliches Reinigungsprogramm einzubeziehen:

- Nach der Gesichtsreinigung, wie oben beschrieben, empfehle ich, ein Massageöl mit hoch verdünnten Mineralstoffen dafür zu verwenden. Schütteln Sie die Flasche gut, geben Sie ein paar Tropfen Öl auf die Fingerspitzen und verteilen Sie sie auf dem Gesicht.
- Nun massieren Sie mit den Mittelfingern. Gleiten Sie mit den Fingern, wie im Folgenden beschrieben, gleichzeitig von Punkt zu Punkt. Bleiben Sie bei jedem Punkt mindestens zehn Sekunden. Wenn Sie Zeit haben, dehnen Sie die Massage auf eine Minute pro Punkt aus.
- Beginnen Sie unter dem Haaransatz über dem Mittelpunkt der Augen und massieren Sie kreisförmig nach innen.
- Dann gehen Sie auf der Stirn zwischen Haaransatz und Augenbrauen weiter nach unten und massieren hier ebenfalls nach innen kreisend.
- Drücken Sie mit den Daumen links und rechts des Nasenbeins knapp unter dem Augenbrauenansatz nach oben. Achtung: Das kann etwas schmerzen! Am äußeren Ende der Augenbrauen massieren Sie mit den Fingern kreisförmig nach innen und am äußeren Augenwinkel nach außen.
- Jetzt werden die Backenknochen unter dem Augenmittelpunkt nach außen kreisend massiert.
- Auf Höhe der Nasenlöcher wird anschließend kreisförmig nach außen massiert.
- Massieren Sie in der Mitte oberhalb der Oberlippe im Uhrzeigersinn und gehen Sie dann weiter in die Mitte des Kinns. Auch hier massieren Sie im Uhrzeigersinn.

- Jetzt suchen Sie die Kieferhöhle zu beiden Seiten des Kinns und massieren dort kreisförmig nach außen.
- Führen Sie die Finger am Kiefer entlang auf halbem Weg zum Kiefergelenk und massieren Sie auch dort kreisförmig nach außen.
- Schließlich suchen Sie den Muskel direkt vor Ihrem Kiefergelenk und massieren diesen Bereich mit geöffnetem Mund kreisförmig in Richtung Hinterkopf.

Nach dieser entspannenden Gesichtsmassage empfiehlt es sich, eine Gesichtscreme aufzutragen, die hoch verdünnte Mineralstoffe enthält.

Welche Gesichtscreme ist geeignet?

Für die spezielle Pflege der sensiblen Gesichtshaut mit Mineralstoffen sind folgende Betriebsstoffe bedeutend:

- So sorgt Nr. 1 Calcium fluoratum für eine gute Elastizität der Haut und beugt der Verrunzelung der Haut vor, die wir in der Biochemie nach Dr. Schüßler als welke Haut beschreiben. Der Hornstoff, der in der obersten Schicht der Haut enthalten ist, wird durch diesen Mineralstoff elastisch.
- Die Drüsen in der Haut verbrauchen viel Nr. 4 Kalium chloratum. Dieser Mineralstoff erhöht die Fließfähigkeit des Blutes, sodass die feinen Kapillaren in der Haut leichter durchblutet werden. Dies beugt der Couperose vor bzw. mildert sie.

- Nicht nur die empfindliche Haut braucht Nr. 5 Kalium phosphoricum. Denn dieser Mineralstoff bringt Energie: Die Haut kann sich somit regenerieren und bekommt wieder ein gesundes, vitales Aussehen. In Verbindung mit Nr. 8 Natrium chloratum wird die Bildung neuer Zellen angeregt und der Alterung der Haut vorgebeugt.

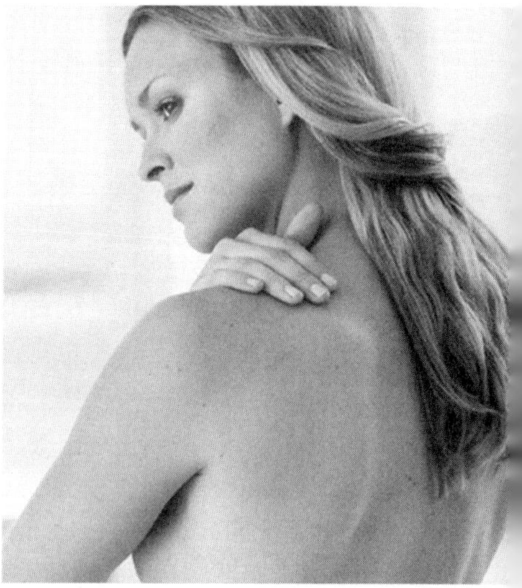

- Einer der bedeutungsvollsten Betriebsstoffe für die Haut ist das Nr. 8 Natrium chloratum. Mit diesem Mineralstoff reguliert der Organismus den Flüssigkeitshaushalt grundsätzlich, also auch den der Haut. Ein Mangel an diesem Mineralstoff zeigt sich im Antlitz durch vergrößerte Poren.
- Oft breiten sich gerade bei Frauen im Gesicht ockerfarbene Flecken aus, die man als Kaffeeflecken bezeichnet. Da diese häufig während einer Schwangerschaft auftreten, werden sie im Übrigen auch Schwangerschaftsflecken genannt. Es kommt also zu Pigmentstörungen. Der Betriebsstoff für eine gesunde Pigmentierung ist Nr. 6 Kalium sulfuricum, weil es dem Organismus hilft, die Produktion des Melanins, das für die Pigmentierung zuständig ist, zu steuern. Zur Behandlung von ausgeprägten Pigmentflecken können

tipp DER AUTORIN Sie können ganz leicht die einzelnen Cremegele mit den angegebenen Nummern zu gleichen Teilen mischen. Dabei können Sie je nach Wunsch auch Aromaöle einarbeiten. Bei vergrößerten Poren sollten Sie Nr. 8 Natrium chloratum auch einnehmen – etwa 10 Tabletten pro Tag –, da es die Poren rasch wieder kleiner werden lässt.

Sie auch regelmäßig Gesichtsmasken mit einem basischen Bad, etwa BaseCare, machen.

- Mit Nr. 9 Natrium phosphoricum reguliert der Organismus den Säure- und den Fettstoffhaushalt. Ist dieser Haushalt aus dem Lot, so kommt es zur fettigen oder aber zur fettarmen, spannenden Haut. In beiden Fällen wirkt Nr. 9 Natrium phosphoricum regulierend und ausgleichend.
- Nr. 11 Silicea ist der Betriebsstoff für die Substanz des Bindegewebes und beugt damit einer übermäßigen Faltenbildung vor. Aus diesem Grund gilt Nr. 11 Silicea auch als Verjüngungsmittel der Biochemie nach Dr. Schüßler. Auch bei diesem Problem empfehle ich parallel die orale Einnahme des Betriebsstoffes.

Natürlich ist gerade für eine Gesichtscreme von besonderer Bedeutung, welche Fette, Öle und pflegenden Substanzen eingearbeitet werden, ist doch unser Gesicht sozusagen unsere Visitenkarte, unser »Entree« beim anderen. Hier sollten Sie also ganz besonders darauf achten, dass die Zutaten auch zu den hoch verdünnten Mineralstoffen passen und diese in ihrer Wirkung optimal zur Geltung kommen lassen.

Wenn Sie Probleme mit herkömmlichen Pflegeprodukten haben, sind Produkte mit hoch verdünnten Mineralstoffen eine echte Alternative (siehe dazu Hinweise im Anhang ab S. 183)

Umsteigen auf Mineralstoffcremes

Die Stoffe der modernen Hightech-Kosmetik müssen von der Haut mühsam verstoffwechselt und eingebaut werden. Werden diese »Bomben« plötzlich nicht mehr aufgetragen, so schreit die Haut nach der gewohnten Arbeit: Sie spannt oder wirkt trocken. Ich rate dann dazu, am Anfang die neue Gesichtscreme unter der gewohnten Pflege aufzutragen. Allmählich gewöhnt sich die Gesichtshaut, die nur allzu leicht mit Wirkstoffen überfordert wird, an die Mineralstoffcreme.

Wenn die Gesichtshaut trotzdem spannt oder Rötungen auftreten, können sich Frauen mit besonders feuchtigkeitsarmer Haut in der Umgewöhnungsphase helfen, indem sie unter die Gesichtscreme das Cremegel Nr. 8 auftragen.

Gesichtscremes mit hoch verdünnten Mineralstoffen werden auch von all jenen Frauen gut vertragen, die auf viele Pflegeprodukte allergisch und sensibel reagieren. Sie erleben es als wahre Befreiung, die Haut auf ihre natürlichen Aufgaben zurückzuführen, sodass sie wieder jung und frisch wird.

Die Nachtcreme

Als Nachtcreme eignet sich eine eher reichhaltige Creme, wie z. B. die Gesichtscreme für empfindliche Haut, zur Hautpflege.

Zutaten

Nr. 1 Calcium fluoratum
Nr. 3 Ferrum phosphoricum
Nr. 5 Kalium phosphoricum
Nr. 8 Natrium chloratum
Nr. 11 Silicea

Nr. 5 Kalium phosphoricum und Nr. 8 Natrium chloratum sorgen für die Regeneration, Nr. 3 Ferrum phosphoricum für eine gute Durchblutung und Nr. 1 Calcium fluoratum für eine gute Elastizität. Nr. 11 Silicea ist für das Bindegewebe zuständig. Wertvolle Fette, wie Borretschöl, aber auch Lecithin sind eingearbeitet, die dann in der Nacht die Haut versorgen.

Fettarme Haut braucht einfach mehr Fett. Diesen besonderen Bedürfnissen können Sie mit dieser reichhaltigen Creme Rechnung tragen.

Im Winter eignet sich eine derartige Creme auch als Tagescreme. Sie schützt und pflegt die Haut wunderbar.

Die reichhaltige Mineralstoffcreme Askinel hilft ebenso bei verhärteten Narben im Gesicht, wenn sie mehrmals täglich an der betroffenen Hautstelle gut einmassiert wird.

Pigmentflecken im Gesicht

Zutaten

Cremegele der folgenden Schüßler-Salze:
Nr. 6 Kalium sulfuricum
Nr. 10 Natrium sulfuricum

Schon junge Frauen haben oft viele Flecken im Gesicht, aber auch am ganzen Körper. Sie werden Kaffee- oder Teeflecken, aber auch Schwangerschaftsflecken genannt. Solche Flecken sind häufig von einer gewissen Allergiebereitschaft begleitet.

- Pigmentflecken zeigen an, dass der Organismus mit einer großen Belastung von Schadstoffen kämpft. Dies wiederum lässt auf einen beträchtlichen Mangel an Nr. 6 Kalium sulfuricum schließen.
- Dasselbe Problem haben auch Menschen mit vielen Muttermalen. Wer hier konsequent mit den Mineralstoffen in hoch verdünnter Form arbeitet, wird diese Probleme mildern

tipp DER AUTORIN Zusätzlich zum Cremegel rate ich zur Einnahme der Mineralstoffe Nr. 6 Kalium sulfuricum (10 Tabletten) und Nr. 10 Natrium sulfuricum (15 Tabletten). Auch das Auftragen eines Mineralstoffbreis der Nr. 6 als Gesichtsmaske, mehrmals in der Woche, hilft die Pigmentflecken aufzuhellen. Zubereitung wie unter »Gesichtsmaske bei Pigmentflecken« angeführt.

können. Ich empfehle das konsequente Auftragen eines Cremegels (z.B. des Cremegels Nr. 6) auf die betroffenen Hautstellen im Gesicht – und zwar über der Gesichtscreme.

Gesichtsmaske bei Pigmentflecken

Zutaten

basischer Badezusatz
Wasser

Legen Sie zwei Mal pro Woche eine Gesichtsmaske auf. Dafür eignet sich hervorragend ein basisches Bad wie BaseCare, das übrigens auch als Maske für den ganzen Körper wohltuend wirkt. Wenden Sie es gegen Akne und Pigmentflecken, zur Pflege Ihrer Figur, aber auch bei übermäßiger Verschlackung der Haut an.

- Rühren Sie den Badezusatz mit warmem Wasser einfach zu einem zähen Brei an und tragen Sie ihn dick auf die betroffene Hautpartie auf.
- Lassen Sie ihn 15 bis 20 Minuten einwirken, wenn gewünscht auch länger.
- Nachdem er angetrocknet ist, nehmen Sie ihn mit warmem Wasser wieder ab.

Cremegel für unreine Haut

Zutaten

Cremegele der folgenden Schüßler-Salze:
Nr. 3 Ferrum phosphoricum
Nr. 4 Kalium chloratum
Nr. 9 Natrium phosphoricum
Nr. 11 Silicea
Nr. 12 Calcium sulfuricum

Bei Akne entzünden sich die durch übermäßige Fettabsonderung auf Grund eines Mangels an Nr. 9 Natrium phosphoricum verstopften Talgdrüsen. Die Entzündung greift bei einer schwachen Immunabwehr der Haut auch auf die erweiterten Talg- und Follikeldrüsen über. Pickel entstehen, die als Akne bezeichnet werden.

Ausgleichend wirkt hier ein Mineralstoff-Cremegel wie Seborive (siehe auch Anhang, S. 185). Die in Seborive enthaltenen Mineralstoffe wirken folgendermaßen: Der entzündete rote Hof der Pickel geht durch Nr. 3 Ferrum phosphoricum zurück. Die Talgdrüsen erholen sich durch die Versorgung mit Nr. 4 Kalium chloratum. Der Säurehaushalt der Haut wird durch Nr. 9 Natrium phosphoricum reguliert. Nr. 11 Silicea baut wiederum das Bindegewebe auf. Die Durchlässigkeit des Gewebes und damit auch der Abbau der Entzündungen wird durch Nr. 12 Calcium sulfuricum gewährleistet.

Als Unterstützung wird die Einnahme von 10 bis 15 Tabletten Nr. 9 Natrium phosphoricum pro Tag empfohlen.

Bei Akne sollte begleitend zu allen äußerlichen Maßnahmen unbedingt auch auf eine Umstellung der Ernährung geachtet werden, um den Heilungsprozess auch von innen zu unterstützen.

Kompressen und Masken selbst herstellen

Zusätzlich zur kosmetischen Anwendung können die Mineralstofftabletten sehr erfolgreich im Gesicht, aber auch auf anderen Körperstellen als Kompresse oder Maske angewendet werden. Sie sorgen damit ebenso für eine vitale, gepflegte, strahlende und widerstandsfähige Haut wie auch für die Verbesserung des Teints.

Kompressen für Gesicht und Körper

Zutaten

die jeweils empfohlene Mineralstoffmischung
Wasser

Geben Sie die Mineralstoffmischung, die jeweils für den von Ihnen gewünschten Zweck empfohlen wird, in eine Schüssel und gießen Sie warmes bis heißes Wasser darüber. Die Temperatur sollte so gewählt werden, dass sich die Mineralstofflösung auf der Haut angenehm warm und nicht zu heiß an-

> **info** Diese Art der warmen Kompresse bewirkt, dass die Haut besser durchblutet wird und dadurch aufnahmefähiger für die hoch verdünnten Mineralstoffe ist.

fühlt. Denken Sie dabei daran, dass durch die Anwendung der Kompresse das Wasser beim Hautkontakt nicht mehr so warm ist wie in der Schüssel.

Rühren Sie die Lösung mit einem Löffel um, damit sich die Mineralstoffe schneller auflösen.

Tauchen Sie ein kleines Handtuch vollständig in die Schüssel. Wringen Sie es gut aus, sodass es nicht mehr tropft, bedecken Sie die entsprechende Körperstelle damit und drücken Sie das Handtuch gut an. Diesen Vorgang sollten Sie öfter wiederholen.

Masken für Gesicht und Körper

Zutaten

die jeweils empfohlene Mineralstoffmischung
Wasser

Geben Sie die Mineralstoffmischung, wie für den gewünschten Zweck empfohlen, in eine Schüssel und gießen Sie lauwarmes Wasser darüber. Vermengen Sie alles, bis ein weicher Brei entsteht. Er darf nicht zu flüssig sein, damit er beim Auftragen nicht verläuft, aber auch nicht zu fest, damit ein leichtes Auftragen möglich ist.

Tragen Sie den Brei auf und lassen ihn etwa 10 Minuten einwirken. Sie können den Brei immer wieder mit Wasser anfeuchten oder ein ausreichend großes Stück Frischhaltefolie (im Gesicht Löcher für Nase und Augen ausschneiden) darüberlegen.

Mineralstoffe für Gesichtskompressen und -masken

Die angegebenen Mineralstoffe werden im Gesicht entweder als Kompressen oder Maske angewendet. Je nach Größe des Anwendungsgebietes variiert die benötigte Menge. Für das gesamte Gesicht erfordert die Kompresse je 20 Tabletten pro Mineralstoff, für die Maske 30 bis 40 Tabletten pro Mineralstoff.

Für Kompressen und Masken am Körper werden entsprechend größere Mineralstoffmengen verwendet, je nach Fläche der Körperstelle, die mit hoch verdünnten Mineralstoffen versorgt werden soll.

Trockene Haut (feuchtigkeitsarm)

Nr. 8 Natrium chloratum als Maske oder Kompresse anwenden.

Anschließend das Cremegel Nr. 8 im Gesicht auftragen, darüber eine Mineralstoff-Gesichtscreme einmassieren.

Trockene Haut (fettarm)

Nr. 9 Natrium phosphoricum als Maske oder Kompresse auf die Haut bringen. Danach Salbe Nr. 9 reichlich auftragen und einmassieren, anschließend eine Gesichtscreme, z. B. Askinel, für empfindliche Haut eincremen.

Große Poren (Feuchtigkeitsmangel)

Nr. 8 Natrium chloratum als Maske oder Kompresse anwenden. Anschließend das Cremegel Nr. 8 reichlich eincremen und darüber die Mineralstoff-Gesichtscreme mit Aquarich® anwenden (Vorgehensweise wie oben).

Mischhaut (fettig und fettarm) und fettige Haut

Nr. 9 Natrium phosphoricum als Maske oder Kompresse anwenden.

Darüber eine Mineralstoffmischung aus den Cremegelen Nr. 8 und Nr. 9 zusammenmischen, jeweils zu gleichen Teilen, auftragen und einmassieren.

Danach die Creme Seborive eincremen.

Akne

Für eine Kompresse oder Maske Nr. 3 Ferrum phosphoricum, Nr. 4 Kalium chloratum, Nr. 8 Natrium chloratum, Nr. 9 Natrium phosphoricum zu gleichen Teilen mischen.

Darüber das Cremegel Nr. 8 auftragen und einmassieren.

Dann eine Creme auftragen, z. B. Seborive.

Narben

Die Cremegele von Nr. 1 Calcium fluoratum, Nr. 5 Kalium phosphoricum, Nr. 8 Natrium chloratum für eine Maske zu gleichen Teilen mischen.
Dann eine reichhaltige Mineralstoffcreme, wie z. B. Askinel, lokal einmassieren.

Eingewachsene Haare

(bei Frauen vom Harzen der Oberlippe oder Augenbrauenzupfen, bei Männern von der Rasur)
Nr. 1 Calcium fluoratum, Nr. 3 Ferrum phosphoricum, Nr. 5 Kalium phosphoricum, Nr. 8 Natrium chloratum zu gleichen Teilen mischen.
Dann je nach Hauttyp eine Mineralstoff-Gesichtscreme auftragen.

Hautgrieß und Grießkörner

Nr. 4 Kalium chloratum als Maske oder Kompresse auf den betroffenen Hautstellen anwenden.
Danach Cremegel Nr. 4 mehrmals auftragen und einmassieren.

Pigmentflecken

Nr. 6 Kalium sulfuricum, Nr. 10 Natrium sulfuricum zu gleichen Teilen mischen und als Maske oder Kompresse anwenden.
Danach Cremegel Nr. 6 auf die betroffenen Hautstellen auftragen und darüber eine Mineralstoff-Gesichtscreme.

Mitesser

Nr. 9 Natrium phosphoricum als Maske oder Kompresse auftragen.

Danach die Gesichtsreinigung mit Stiefmütterchenkraut und Thymian (siehe Kapitel »Die Gesichtsreinigung«, S. 65) anschließen.

Zum Schluss das Cremegel für Akne, z. B. Seborive, auftragen.

Falten

Nr. 1 Calcium fluoratum, Nr. 5 Kalium phosphoricum, Nr. 8 Natrium chloratum, Nr. 11 Silicea zu gleichen Teilen mischen und als Maske oder Kompresse anwenden.

Die Cremegele Nr. 1 und Nr. 11 zu gleichen Teilen mischen, auftragen und einmassieren.

Anschließend die Körperpartie gut mit einer aufbauenden Mineralstoffcreme, etwa einer Mineralstoff-Gesichtscreme für empfindliche Haut, eincremen.

Couperose

Eine Kompresse oder Maske mit Nr. 1 Calcium fluoratum, Nr. 4 Kalium chloratum, Nr. 9 Natrium phosphoricum, Nr. 11 Silicea zu gleichen Teilen herstellen.

Dann auf die betroffenen Stellen das Cremegel Nr. 4 oder die CouBeVen und darüber die Mineralstoff-Gesichtscreme mit Aquarich® verwenden wie beschrieben.

Grau im Gesicht (Erschöpfung)
Eine Maske mit Nr. 3 Ferrum phosphoricum, Nr. 5 Kalium phosphoricum und Nr. 8 Natrium chloratum zu gleichen Teilen anwenden.
Besonders empfehlenswert ist eine Maske mit diesen Mineralstoffen, wenn ein frischer und strahlender Teint erwünscht ist.

Weitere Anwendungsmöglichkeiten

Nicht nur trockene Haut, Mitesser oder Akne machen uns im Alltag zu schaffen: Aus Erfahrung wissen wir, dass jede durchfeierte oder durchgearbeitete Nacht, aber auch Stress und andere Unregelmäßigkeiten Spuren im ganzen Gesicht hinterlassen. Doch auch hier schaffen die hoch verdünnten Mineralstoffe nach Dr. Schüßler Abhilfe.

Augenkompressen

Bei müden, abgespannten, strapazierten, trockenen Augen, Schlupflidern, aber auch bei geschwollenen Augenlidern sind Kompressen hilfreich. Sie lösen dazu die jeweils angegebenen Mineralstoffe (je 15 Tabletten) in Wasser auf und machen eine Augenkompresse, indem Sie ein Wattepad mit der Mineralstofflösung tränken und auflegen.

Müde und abgespannte Augen

Zutaten

Augentrost
Nr. 1 Calcium fluoratum
Nr. 3 Ferrum phosphoricum
Nr. 5 Kalium phosphoricum
Nr. 8 Natrium chloratum
Nr. 10 Natrium sulfuricum
Nr. 11 Silicea
Wasser

Bereiten Sie einen sehr dünnen Tee aus Augentrost zu und lösen Sie die angegebenen Mineralstoffe darin auf. Lassen Sie die Lösung abkühlen und stehen, bis sie ziemlich klar ist, dann gießen Sie sie ab, verwerfen den Milchzuckersatz und machen mit der klaren Lösung lauwarme bis kühle Augenkompressen.

Verschwollene Augen, geschwollene Tränensäcke

Zutaten

Nr. 8 Natrium chloratum
Nr. 10 Natrium sulfuricum
ein abschwellendes Gel mit Mineralstoffen wie das Pre und After Sun Gel mit Aloe vera
Wasser

Haben Sie schon daran gedacht, Ihren Schlafplatz von einem erfahrenen Rutengeher überprüfen zu lassen? Vor allem elektromagnetische Belastungen bewirken einen Schadstoffstau im Körper, der sich in Schwellungen der Extremitäten, aber auch der Augenpartie äußert. Den Schlafplatz sollten Sie vor allem dann in Ihre Überlegungen einbeziehen, wenn die Beschwerden am Morgen am schlimmsten sind.

Bei verschwollenen Augen nehmen Sie am besten Nr. 8 Natrium chloratum (10 Tabletten) und Nr. 10 Natrium sulfuricum (20 Tabletten) ein. Hier empfehle ich zusätzlich die Anwendung von Augenkompressen (siehe Seite 84).

- Machen Sie mit Nr. 8 Natrium chloratum und Nr. 10 Natrium sulfuricum Augenkompressen.
- Danach tragen Sie vorsichtig ein abschwellendes Mineralstoffgel, z. B. Pre und After Sun Gel mit Aloe vera, um die Augen auf. Achten Sie aber darauf, dass nichts davon in die Augen kommt – dies ist kein Augengel.

Wer eine besonders intensive Wirkung der Mineralstoffe erreichen möchte, kann auch direkt den Brei mit Mineralstoffen auftragen. Achten Sie unbedingt darauf, dass er nicht in die Augen kommt.

Trockene Augen

Zutaten

Nr. 8 Natrium chloratum
Wasser

Bereiten Sie Kompressen mit Nr. 8 Natrium chloratum zu und nehmen Sie den Mineralstoff auch ein: pro Tag etwa 20 Tabletten.

Schlupflider

Zutaten

Nr. 22 Calcium carbonicum
Wasser

Bereiten Sie Kompressen aus Nr. 22 Calcium carbonicum und nehmen Sie zusätzlich 10 bis 15 Tabletten dieses Mineralstoffes pro Tag ein.

Gesichtshaare gezupft oder geharzt

Zutaten

Nr. 3 Ferrum phosphoricum
Wasser

Wie auch immer Gesichtshaare entfernt werden, ob durch Zupfen oder Harzen, die Haut ist in Folge des massiven Eingriffes in ihr System stark sensibilisiert.

Schnell und wirksam ist hier Nr. 3 Ferrum phosphoricum, eingenommen und als Kompresse, Brei oder Cremegel aufgetragen. Bald wird sich die beruhigende Wirkung einstellen.

Darüber sollte anschließend im Gesicht eine Mineralstoff-Gesichtscreme und am Körper eine entsprechende Creme (etwa die Körpercreme Regeneration) aufgetragen werden.

Rissige Lippen, eingerissene Mundwinkel

Vor allem im Winter leiden viele Frauen unter rissigen Lippen, aber auch eingerissenen Mundwinkeln. Durch die vermehrt notwendige Elastizitätsleistung verliert die oberste Schicht der Haut Nr. 1 Calcium fluoratum; dies ist der Betriebsstoff für die Elastizität, der bei jedem Zusammenziehen der Gewebe bei Kälte und dem Dehnen in der Wärme verbraucht wird. Im Winter verliert die verhornte Schicht in der Oberhaut ihre Elastizität, der in ihr enthaltene Hornstoff wird spröde und die Haut wird rau. Besonders die Lippen leiden unter dieser Beanspruchung.

Der Lippenbalsam

Bei rissigen Lippen hilft ein Lippenbalsam wie Balsalip mit Mineralstoffen und Panthenol (siehe Anhang, S. 190).

Das eingearbeitete Nr. 1 Calcium fluoratum wirkt bei spröden bzw. rissigen Lippen, Nr. 3 Ferrum phosphoricum baut ein starkes Immunfeld auf und beugt allen Entzündungen vor.

Nr. 8 Natrium chloratum sorgt für die notwendige Feuchtigkeit der Lippen, und in Kombination mit Nr. 10 Natrium sulfuricum beugt es Lippenbläschen vor. Nr. 11 Silicea verhilft den Lippen zu einem straffen Bindegewebe.

Solch ein Lippenbalsam pflegt besonders die zarte Haut der Lippen, er enthält hochwertige pflanzliche Fette und Öle, Panthenol und Vitamin E schützen die Lippen zusätzlich.

Lippenfältchen

Zutaten

Nr. 1 Calcium fluoratum
Nr. 9 Natrium phosphoricum
Nr. 11 Silicea

Werden die senkrechten Fältchen über der Oberlippe auffällig, so kann das allein schon unangenehm sein. Werden aber aus den Fältchen regelrechte Falten, so wird es höchste Zeit, die Mineralstoffe anzuwenden. Im Grunde genommen sind diese Fältchen bzw. Falten nämlich Zeichen einer Übersäuerung.

- Oft hilft es, einen Lippenbalsam wie Balsalip reichlich oberhalb und unterhalb der Lippen einzumassieren.
- Zusätzlich sollten die Ernährungsgewohnheiten umgestellt und auch die entsprechenden Mineralstoffe eingenommen werden: Nr. 1 Calcium fluoratum (7 Tabletten), Nr. 9 Natrium phosphoricum (15 Tabletten), Nr. 11 Silicea (10 Tabletten).

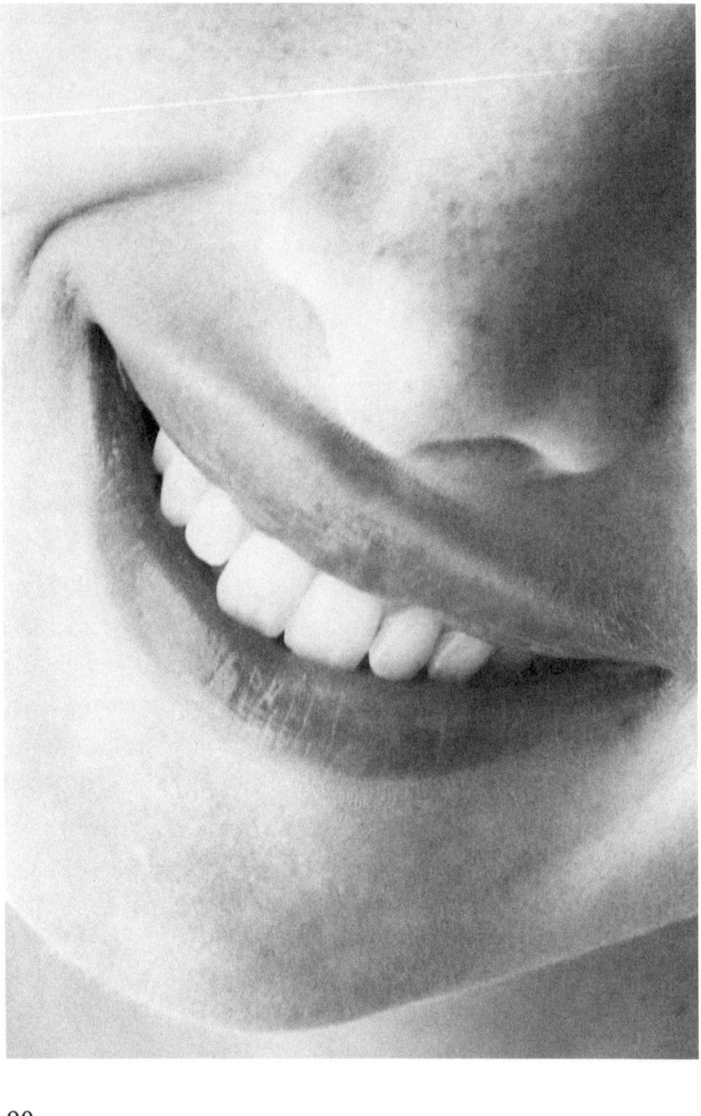

- Sie können auch wie beschrieben mit den einzelnen Mineralstoffsalben, welche die angegebenen hoch verdünnten Mineralstoffe enthalten, eine fette Lippensalbe zusammenmischen und auftragen, Cremalip eignet sich ebenso.

Strahlend weiße Zähne mit Mineralstoff-Zahnpaste

Gepflegte Zähne machen nicht nur ein sympathisches Lächeln: Das reibungslose Zusammenspiel von Zähnen und Mundflora erfüllt Aufgaben, die für den gesamten Organismus wichtig sind. Schließlich stellt der Mund eine wichtige Verbindung zwischen der Umwelt und dem Körperinneren dar.

Das Innere der Mundhöhle ist von einer zarten Mundschleimhaut ausgekleidet und Nährboden für eine vielfältige Mundflora, die gemeinsam mit dem Speichel den ersten Schritt der Verdauung bewältigt. Die Speichelflüssigkeit enthält Mineralstoffe und Enzyme, die eine erste Vorreinigung der Zähne vornehmen und den Zahnschmelz vor dem Angriff schädlicher Säuren schützen. Denn durch die Nahrung gelangen einerseits Säuren direkt in den Mundraum, z. B. in Obst enthaltene Fruchtsäuren, andererseits entstehen Säuren als Stoffwechselprodukte bei der Umwandlung von Zucker durch Bakterien.

Um den Zahnschmelz vor schädlichen Säuren zu schützen, müssen diese neutralisiert werden. Im natürlichen physiologischen Prozess übernimmt der Speichel, der beim gesunden Menschen leicht basisch ist, diese Aufgabe.

- Basische Mineralstoff-Zahncremes (etwa BaseDent) sind in der Lage, diese Vorgänge zu unterstützen. Ein Bestandteil solcher Zahncremes ist Natriumbicarbonat. Es verhindert durch seinen basischen pH-Wert eine übermäßige Säurebelastung im Mundraum. Zudem ist es ein sanfter Putzkörper, der den Zahnschmelz schont. Indem es den Speichelfluss anregt, verstärkt es die natürliche Selbstreinigung und hemmt die Neubildung von Zahnstein.
- Das enthaltene Xylitol wirkt einer Plaquebildung entgegen.
- Die hoch verdünnten Mineralstoffe der BaseDent versorgen zudem den Zahnschmelz, festigen den Halt der Zähne im Kiefer und straffen das Zahnfleisch. Unterstützt wird diese Wirkung durch Salbei- und Rosmarinextrakt.

Die Mundhöhle gilt als erster »Vergiftungsraum« des Körpers. Die regelmäßige Anwendung einer basischen Mineralstoff-Zahncreme kann jedoch einer übermäßigen Belastung des Mundraums durch Schadstoffe wirksam vorbeugen.

Eine derartige Zahncreme kann Zahnfleischbluten, Zahnfleischschwund und Zahnfleischentzündungen verhindern. Enthält sie wie etwa BaseDent natürliche Extrakte aus Orange, Zitrone und Fenchel, so sorgt sie nicht nur für ein mildes Frischegefühl im Mund, sondern wirkt auch antibakteriell und entzündungshemmend. Zudem sollte sie frei von Schleimhaut reizenden ätherischen Ölen (wie Pfefferminzöl oder Menthol) sein, damit sie auch in Zeiten der Einnahme von homöopathischen Arzneimitteln verwendet werden kann.

Mundgeruch

Zutat

Nr. 5 Kalium phosphoricum

Eine sehr unangenehme Erscheinung – sowohl für den Betroffenen selbst als auch für das Gegenüber – ist Mundgeruch, der manchmal nicht einmal durch eine sorgfältige Mundhygiene verschwindet.

Ursache dafür ist der Mangel an einem wichtigen Betriebsstoff, nämlich Nr. 5 Kalium phosphoricum. Nach einigen Wochen der Einnahme dieses Betriebsstoffes verschwindet der Mundgeruch. In einer entsprechenden Zahncreme (beispielsweise BaseDent) sollte dieser Mineralstoff eingearbeitet sein, um dem Mundgeruch entgegenzuwirken.

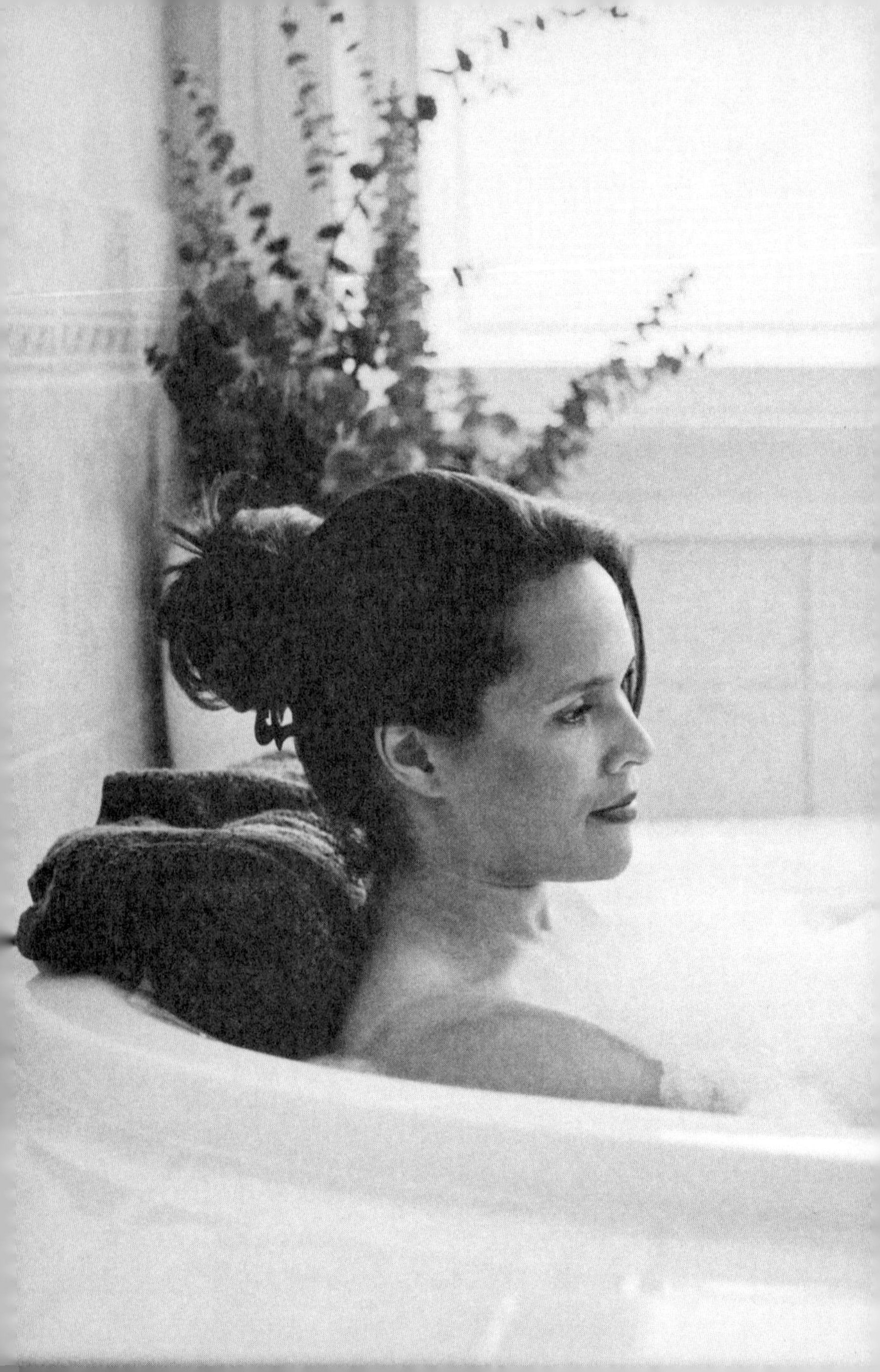

Körperpflege

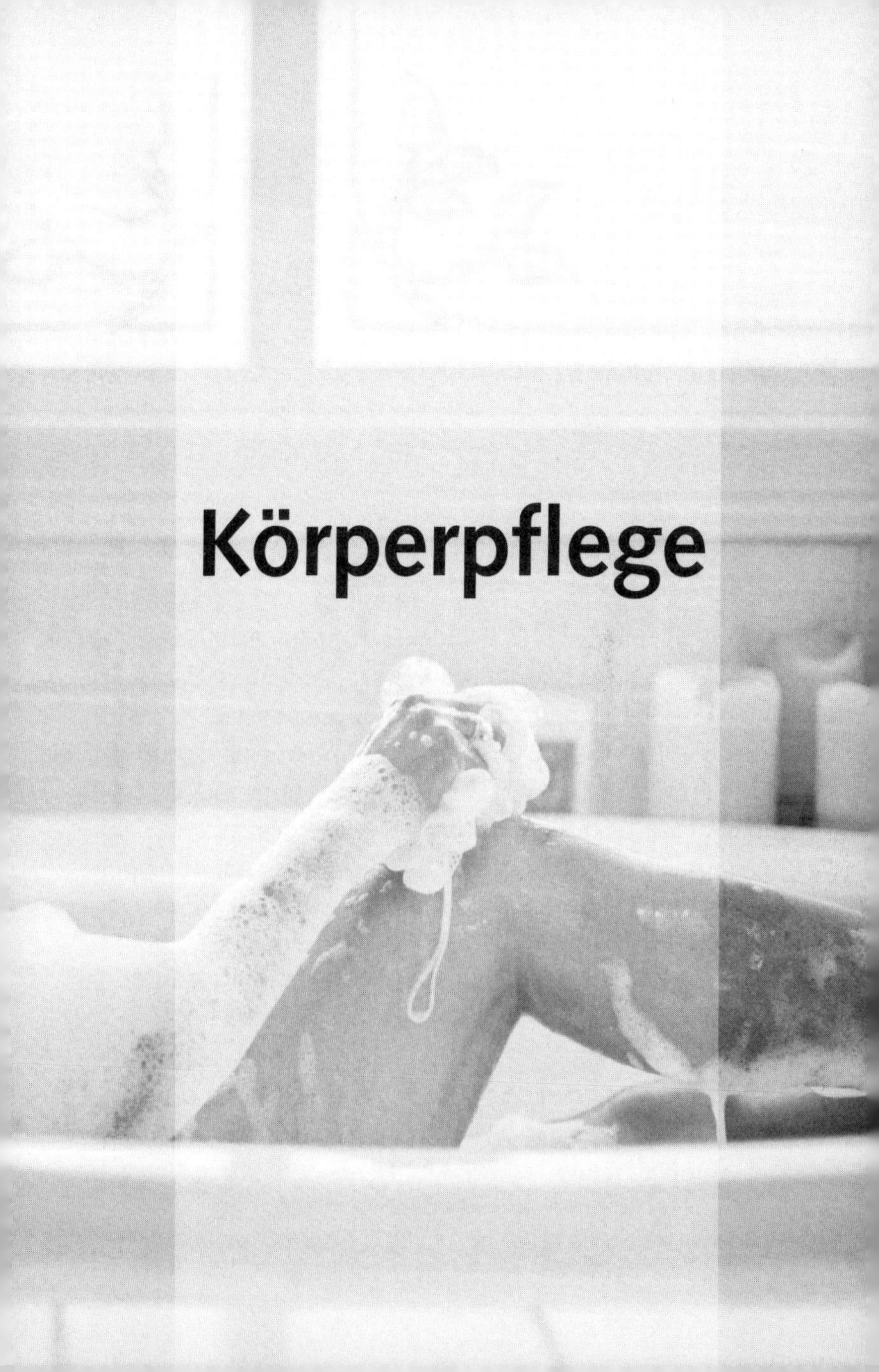

PFLEGE DER SEELE

Körperpflege ist eine wichtige Voraussetzung für unser Wohlbefinden ebenso wie für unsere Gesundheit. Und noch etwas darf dabei nicht vergessen werden: Wenn wir uns Zeit für uns selbst nehmen und unseren Körper pflegen, pflegen wir auch unsere Seele.

Baden und Duschen

Alles Leben kommt aus dem Wasser: Auch unser Körper besteht zu über 60 Prozent aus Wasser. Deshalb ist das Baden nicht nur Reinigung, sondern hat für uns eine viel weiter reichende Bedeutung. Die Energie des Wassers kann uns erfrischen und regenerieren. Aber damit nicht genug: Wir sind in der Lage, über die Haut Wirkstoffe aus dem Wasser aufzunehmen. Desgleichen kann die Haut als eine Art Austauschsystem auch Belastungsstoffe ans Wasser abgeben. Aus diesem Grund ist die Wahl des Badezusatzes für unser Vollbad entscheidend für die Wirkung des Bades auf unseren Körper und unsere Haut.

Duschgel für Körper und Haare

Ein Duschgel, wie das Dusch'N Fun mit hoch verdünnten Mineralstoffen, reinigt Körper und Haare grundlegend. Gleichzeitig sorgt es für eine vitalisierende Erfrischung. Es eignet sich zum Duschen und kann auch für ein entspannendes Schaumbad und die tägliche Haarwäsche verwendet werden, denn es versorgt die Haut optimal mit Mineralstoffen. Wir verwenden eine milde Seifengrundlage, deren pH-Wert dem des Säureschutzmantels der Haut entspricht (siehe Anhang, S. 190).

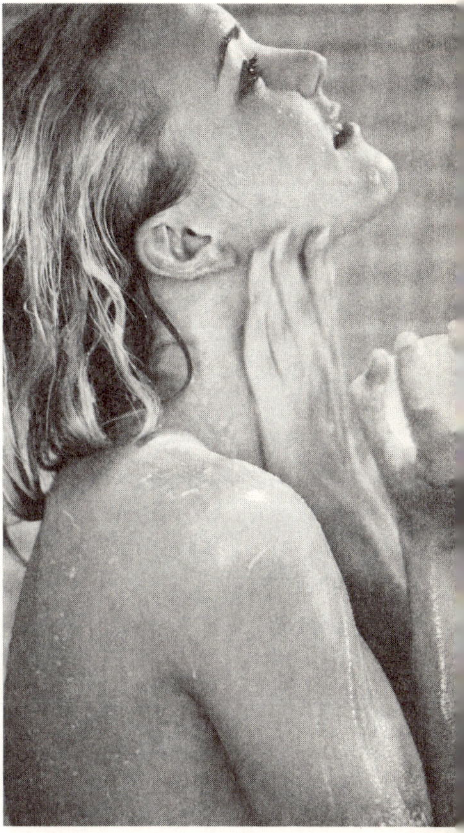

Die eingearbeiteten hoch verdünnten Mineralstoffe bewirken eine Regeneration, Entspannung und Feuchtigkeitspflege. Nr. 1 Calcium fluoratum sorgt für Elastizität in der Haut, Nr. 3 Ferrum phosphoricum ist für die erhöhte Durchblutung des Körpers zuständig. Mit Nr. 4 Kalium chloratum werden alle Drüsen in der Haut versorgt, Nr. 5 Kalium phosphoricum und Nr. 8 Natrium chloratum wiederum regenerieren und befeuchten die Haut. Nr. 6 Kalium sulfuricum ist für die Regulierung der Hautpigmentierung sowie für die Pigmentierung der Kopfhaare unerlässlich. Nr. 9 Natrium phosphoricum steuert den Fettstoffhaushalt. Nr. 11 Silicea schließlich stärkt das Bindegewebe.

Zusätzlich eingearbeitet ist ein Weizenkeimextrakt, um die Biomembranen der Haut zu regenerieren, sowie das hautpflegende Panthenol. Der angenehme Geruch von Orangen wird über den beigefügten natürlichen Orangen- und Zitronenextrakt erreicht. Da allergische Reaktionen durch Duftstoffe allgemein zunehmen, verwenden wir kein ätherisches Öl. Auch auf das Konservierungsmittel ist zu achten. Es sollte für die Naturkosmetik zugelassen sein.

Verwenden Sie ein mildes Duschgel mit hoch verdünnten Mineralstoffen. Es wird auch von Allergikern und sensibilisierten Menschen gut vertragen. Ihre Haut wird es Ihnen danken.

Schwitzen und Körpergeruch

Wenn es dem Organismus nicht mehr gelingt, Belastungsstoffe über die Ausscheidungsorgane auszuscheiden, bleibt ihm als Ausweg das Ausschwitzen über die Körperhaut. Schweiß besteht zu 99 Prozent aus Wasser, in dem mineralische Substanzen mit ausgeschieden werden, vor allem Nr. 8 Natrium chloratum, aber auch Harnstoff, Aminosäuren, Milchsäure, Harnsäure und andere organische Verbindungen. Auf diesem Wege kann sich der Körper auch belastender Stoffe aus der Umwelt entledigen und sogar Abbauprodukte von Arzneien ausschwitzen.

Schweiß reguliert die Körpertemperatur durch die Verdunstungskälte; er ist für den sauren pH-Wert und mithin den Säureschutzmantel der Haut verantwortlich.

Die im Schweiß enthaltene Harnsäure filtert auf natürlichem Wege die UVB-Strahlung aus dem Sonnenlicht aus. Schwitzen ist also gesund!

Körpergeruch ist also nicht immer Ausdruck mangelnder Körperhygiene, sondern vielmehr oft ein Zeichen dafür, dass über die Haut Belastungsstoffe ausgeschieden werden. Sie sind es nämlich, die den Körpergeruch unangenehm verändern. Hier hilft das tägliche Duschen mit einem Mineralstoff-Duschgel für Körper und Haare.

tipp DER AUTORIN Zusätzlich lasse ich mir gern ein Vollbad mit einem basischen Badezusatz (etwa BaseCare) einlaufen, da die Belastungsstoffe bei konsequenter Anwendung als Bad oder Maske auf diese Art und Weise wunderbar ausgeschieden werden können. Damit ist eine dauerhafte Entschlackung der Haut möglich.

Entschlacken durch basische Bäder

Das Vollbad ist für den Körper die angenehmste Form der Entspannung. Dabei geht es beim basischen Bad vor allem um eine Befreiung von belastenden Stoffen. Basische Bäder wie BaseCare enthalten keine Schüßler-Salze, sondern sind Mischungen anorganischer Salze im normalen Dosierungsbereich.

Die Haut ist das größte Ausscheidungsorgan des Körpers. Deshalb spielt sie beim Abbau von Schadstoffen und Säuren eine wichtige Rolle.

Einer der intensivsten Ausscheidungsvorgänge ist das Schwitzen. Wird die Entlastung von Schadstoffen über ein Bad angestrebt, so sollte die Badetemperatur über der Körpertemperatur liegen, also über 37 Grad Celsius. Beim Baden mit basischen Mineralstoffbädern wie BaseCare kommt der Badetemperatur große Bedeutung zu und in besonderem Maße auch dem pH-Wert.

Durch die Beimengung geeigneter Mineralstoffe entsteht im Badewasser ein pH-Wert von mindestens 8. Ein osmotischer

Abnehmen und Baden

Wenn Sie abnehmen möchten, ersparen Sie sich Hungerattacken (die durch Säurefluten ausgelöst werden), indem Sie die überschüssige Säure möglichst sanft aus dem Körper ausleiten. Dies erreichen Sie durch häufiges Baden mit einem basischen Badezusatz wie BaseCare und durch die gleichzeitige Einnahme eines geeigneten Mineralstoffpräparates, beispielsweise Zell Basic.

Nach etwa 30 Minuten Badezeit beginnt der Körper infolge der hohen Wassertemperatur zu schwitzen und mit dem Schweiß die Schadstoffe abzustoßen. Sie werden sehen: Das Abnehmen geht leichter.

Druck stellt sich ein, durch den die Säuren aus dem Körper ausgeleitet werden. Da wir fast alle übersäuert sind, wird durch Ausscheidung von Säuren aus der Haut der pH-Wert des Bades allmählich auf den physiologischen pH-Wert von 7,4 gesenkt.

Warum basische Bäder?

Basische Mineralstoffbäder wie BaseCare sind das Mittel der Wahl, wenn Entschlackung und Tiefenreinigung der Haut nötig sind, also bei Akne und Pigmentflecken. Sie unterstützen das Abnehmen am besten mit Hilfe einer Pulvermischung von Schüßler-Salzen wie dem Zell Basic.

Ferner können sie bei allen Problemen der Hautübersäuerung, wie Juckreiz und Ekzemen, oder bei Schlackenüberfüllung, was sich in geschwollenen Händen, Beinen und Füßen äußert, helfen. Zusätzlich klären sie den Teint und lassen sich auch als Gesichts- oder Körpermaske anwenden.

Wie wende ich ein basisches Bad an?

Vollbad – Bei Bedarf ist es möglich, täglich ein basisches Bad zu nehmen.

Dosierung: 3 EL Badezusatz (z. B. BaseCare)

Empfohlene Badedauer: 30 bis 50 Minuten

Badetemperatur: 37 bis 38 Grad Celsius, in jedem Fall leicht über der Körpertemperatur und gleichbleibend über die gesamte Badedauer.

Basisches Sitzbad – Basische Sitzbäder helfen besonders gut bei Problemen im Genital- und Analbereich.

Dosierung: 1 EL Badezusatz (z. B. BaseCare)

Empfohlene Badedauer: 10 bis 40 Minuten

Hinweis: Menschen mit hohem Blutdruck, Kreislaufschwierigkeiten oder gar Herzproblemen dürfen keine Bäder über Körpertemperatur durchführen. Für sie liegt die ideale Badetemperatur bei 35 bis 36,5 Grad Celsius.

Mineralstoffe nach Dr. Schüßler als Badezusatz – Wenn Sie sich etwas besonders Gutes tun wollen, geben Sie gezielt hoch verdünnte Mineralstoffe ins Badewasser.

Dosierung: Für ein Vollbad benötigen Sie 2 bis 3 Esslöffel Mineralstofftabletten (auch als Mischung).

Zur Entspannung

Nr. 1 Calcium fluoratum
Nr. 2 Calcium phosphoricum
Nr. 3 Ferrum phosphoricum
Nr. 5 Kalium phosphoricum
Nr. 7 Magnesium phosphoricum
Nr. 8 Natrium chloratum

Zur Erfrischung

Nr. 3 Ferrum phosphoricum
Nr. 7 Magnesium phosphoricum

Bei Körperakne
Nr. 3 Ferrum phosphoricum
Nr. 4 Kalium chloratum
Nr. 8 Natrium chloratum
Nr. 9 Natrium phosphoricum
Nr. 14 Kalium bromatum

Bei geschwollenen Händen, Unterschenkeln und Füßen
Nr. 8 Natrium chloratum
Nr. 10 Natrium sulfuricum

Bei Pigmentflecken
Nr. 6 Kalium sulfuricum
Nr. 10 Natrium sulfuricum

Bei Muttermalen
Nr. 5 Kalium phosphoricum
Nr. 6 Kalium sulfuricum
Nr. 8 Natrium chloratum
Nr. 10 Natrium sulfuricum

Bei Krampfadern, Besenreisern und Hämorrhoiden
Nr. 1 Calcium fluoratum
Nr. 4 Kalium chloratum
Nr. 9 Natrium phosphoricum
Nr. 11 Silicea

Gegen schlaffe Haut nach dem Abnehmen
Nr. 1 Calcium fluoratum
Nr. 5 Kalium phosphoricum
Nr. 8 Natrium chloratum
Nr. 11 Silicea

Sauna und Wellness

Wellness ist das magische Schlagwort für Regeneration und junges, frisches Aussehen. Gemeint ist damit hauptsächlich die Wirkung des heilkräftigen Wassers einer Therme. Der Einwirkung von bestimmten Mineralstoffen, der Wärme und der Kraft der Erde wird die Freisetzung wohltuender Regenerationskräfte im Körper zugeschrieben. Ein Übriges dazu tun die Ruhe und Entspannung, die mit einem Aufenthalt in einer Therme verbunden sind.

Es gilt als erwiesen, dass regelmäßige Saunagänge die Abwehr stärken, sodass man seltener oder gar nicht mehr krank wird. Aber auch der Schönheit erweist die Sauna gute Dienste: Durch die Wärme werden die Poren der Haut geöffnet und viele Schadstoffe ausgeschwitzt, sodass sich die Haut grundlegend reinigen kann. Desgleichen wird die Hautdurchblutung gefördert und der Blutkreislauf gestärkt. Durch das darauffolgende Abkühlen beim Kaltbaden oder -duschen wird die Elastizität aller Gewebe beansprucht und gefördert.

Eine gut durchblutete Haut wirkt jünger, ist frischer und lebendiger. Deshalb ist die Sauna für eine gesunde Schönheitspflege sehr zu empfehlen. Allerdings sollten Sie danach unbedingt die notwendigen Pflegemaßnahmen für die Haut durchführen.

Der Saunacocktail

Durch die starke Beanspruchung während der Sauna werden auch Betriebsstoffe verbraucht, die wieder aufgefüllt werden müssen. In besonderem Maße trifft das auf Nr. 8 Natrium chloratum zu.

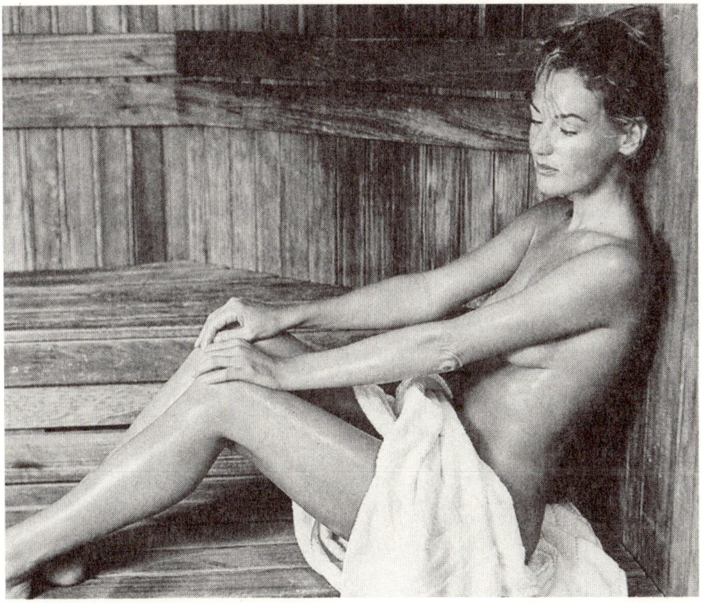

Um die Entschlackung der Haut und des Körpers zu unterstützen, rate ich dazu, zwischendurch die folgende Mineralstoffmischung in Wasser aufgelöst als »Saunacocktail« einzunehmen:
Nr. 1 Calcium fluoratum, 7 Tabletten
Nr. 3 Ferrum phosphoricum, 10 Tabletten
Nr. 5 Kalium phosphoricum, 10 Tabletten
Nr. 6 Kalium sulfuricum, 7 Tabletten
Nr. 8 Natrium chloratum, 15 Tabletten
Nr. 10 Natrium sulfuricum, 10 Tabletten.
Sauna macht durstig! Sie sollten diesen Cocktail aber bitte nicht hinunterschütten, sondern Schlückchen für Schlückchen zu sich nehmen – denn nur dann wirken die Mineralstoffe auch entlastend!

Bürstenmassage: Belebung der Haut

Für Ihren Körper ist die Bürstenmassage ein wahrer Jungbrunnen! Sie belebt die Haut, steigert ihre Durchblutung und verleiht ihr ein strahlendes Aussehen. Trockene und abgestorbene Hautzellen werden weitgehend entfernt, sodass Hautpflegecremes besser aufgenommen werden können.

Vorsicht! Bearbeiten Sie mit einer weichen Körperbürste oder einem Luffaschwamm nur den Körper. Die Gesichtshaut ist dafür zu zart. Auch die Brüste sollten Sie auslassen, da sich ihre Haut leicht entzünden könnte.

Morgens und abends zu bürsten ist auch das Geheimrezept, wenn Sie zu Cellulite neigen. Das Lymphsystem wird angeregt, und Schlackenstoffe sowie Fettansammlungen können mobilisiert und dem Stoffwechsel zugeführt werden. Nehmen Sie zusätzlich ein Mineralstoffpräparat wie Zell Basic ein, um diese Stoffe aus dem Körper auszuscheiden.

- Beginnen Sie bei den Füßen, streichen Sie dann die Beine entlang nach oben und gehen Sie zu Hüften, Po und Bauch über.
- Nun folgen die Arme – fangen Sie bei den Händen an und bürsten Sie über den Arm zur Schulter hin.
- Arbeiten Sie immer zum Herzen hin und drücken Sie nicht zu stark auf, da sonst Äderchen platzen könnten.
- Um die Reibung zu vermindern, können Sie den Schwamm oder die Bürste auch anfeuchten oder die Massage beim Duschen oder Baden durchführen. Besonders während eines basischen Vollbads ist eine langsame Massage wichtig, um die Entschlackung zu fördern.

Die Pflege nach dem Bad

Nach dem Baden sollten Sie Ihre Haut sorgsam eincremen, damit Feuchtigkeitshaushalt und Geschmeidigkeit durch die Einwirkung des Wassers keinen Schaden nehmen.

Feuchtigkeitsspendende Lotion

Wählen Sie eine Körperlotion, die mit hoch verdünnten Mineralstoffen die Haut pflegt und Feuchtigkeit spendet (beispielsweise Tendiva, siehe Anhang, S. 186).

Nr. 1 Calcium fluoratum erhält die Haut elastisch. Nr. 5 Kalium phosphoricum versorgt sie mit Energie und fördert damit den Hautstoffwechsel; gemeinsam mit Nr. 8 Natrium chloratum unterstützt es auch die Regeneration. Nr. 11 Silicea gibt der Haut wieder Struktur und Festigkeit und wirkt einer übermäßigen Faltenbildung entgegen. Nr. 4 Kalium chloratum und Nr. 6 Kalium sulfuricum regulieren in einem feinen Zusammenspiel die Hautpigmentierung.

Ein großes Problem unserer Zeit ist der meist zu trockene Hautzustand. Ein zentrales Anliegen einer Körperlotion wie der hier beschriebenen ist es, den Feuchtigkeitsgehalt der Haut zu erhöhen: Eine gesunde, vitale Haut und ein strahlender Teint sind das Ziel.

Stabilisiertes Urea ist ein natürlicher Feuchthaltefaktor der Haut und befähigt die Haut in der Hornschicht, mehr Feuchtigkeit zu binden. Hinzu kommt, dass eine gut durchfeuchtete Haut auch andere Wirkstoffe, wie die hoch verdünnten Mineralstoffe, viel schneller aufnimmt als eine trockene.

info Die mit einer Mineralstoff-Körperlotion versorgte Haut wird geschmeidig und elastisch und hat ein junges, samtiges Erscheinungsbild.

Körperpflegecreme

Wenn Ihre Haut kein Problem mit dem Flüssigkeitshaushalt hat, sollten Sie auf eine Creme zurückgreifen, bei der die Versorgung der Haut mit Fettsubstanzen im Vordergrund steht (beispielsweise die Körperpflegecreme Regeneration, in die unter anderem Jojobaöl und Olivenöl eingearbeitet sind, siehe Anhang, S. 186).

Jojobaöl ist ein feuchtigkeitsbindendes und sehr hautpflegendes Wachs.

Es können grundsätzlich dieselben Mineralstoffe wie in der Körperlotion enthalten sein; um auf die speziellen Bedürfnisse einer fettarmen Haut einzugehen, empfiehlt sich zusätzlich die Einarbeitung von Olivenöl: Es ist eines der kostbarsten Körperöle in der Kosmetik, denn es fördert Hautdurchblutung und -elastizität und führt zu einem samtig weichen Hautbild.

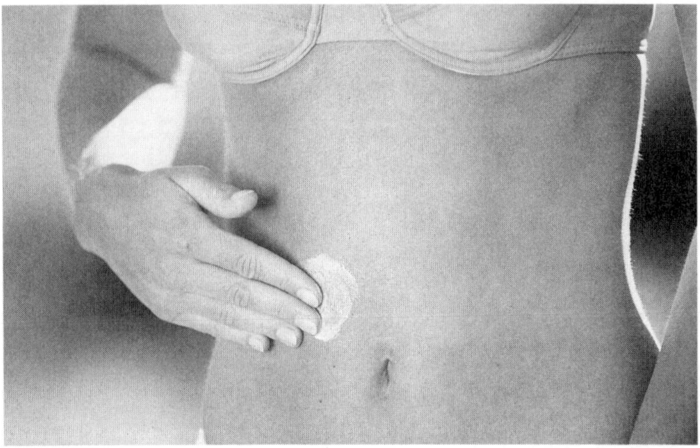

Bauch und Po

An diesen Körperregionen merken Sie sehr schnell, wenn Sie sich zu wenig bewegen. Gerade Frauen müssen ihren Körper regelmäßig trainieren, um ihn in Form zu halten, und natürlich spielen die Ernährung und die Körperpflege auch hier eine wichtige Rolle.

Wird dem Organismus zu viel Eiweiß zugeführt, so entsteht aus dem Zellstoffwechsel ein Überschuss an Eiweißsäuren. Diese werden an das Bindegewebe abgegeben und führen dort zur Übersäuerung: Der Organismus beginnt, säuregesättigte Eiweißflocken abzulagern. Langsam füllen sich die Fettpölsterchen im Unterhautfettgewebe an den bekannterweise meistbetroffenen Stellen: Bauch und Po.

Während Männer die Säurebelastung eher mit einer Glatze bezahlen müssen, leiden Frauen an Orangenhaut. Die feinen Bindegewebskanäle werden dabei undurchlässig für den Nährstofftransport im Bindegewebe, und es kommt zu einem Stoffwechselstau. Will jemand dieses Problem wirklich wirksam bearbeiten, so ist ein Ansetzen auf mehreren Ebenen notwendig.

Die Säuren lassen sich erfolgreich durch basische Bäder wie BaseCare aus der Haut ausleiten. Ich rate zusätzlich zur Einnahme der Schüßler-Salz-Pulvermischung Zell Basic, parallel zum Bad. Dadurch kann das Erscheinungsbild der Orangenhaut bei konsequenter Anwendung auch einer passenden Körpercreme (z. B. Evocell) eine echte Verbesserung erfahren.

Vorsicht! Was die Ernährung anbelangt, sollten Sie darauf achten, möglichst wenig Eiweiß zu sich zu nehmen. Pro Tag braucht der Erwachsene nur 0,8 Gramm Eiweiß pro Kilogramm Körpergewicht. Achtung: Auch Milchprodukte sind Eiweißquellen.

Straffende Körpercreme

Eine bei Cellulite geeignete Körpercreme, wie die Körpercreme Evocell, strafft das Bindegewebe und erhöht die Elastizität der Haut (siehe Anhang, S. 187).

Sie sollte feuchtigkeitsspendend sein und Jojobaöl enthalten, um die Wirkung der eingearbeiteten Mineralstoffe noch zu verstärken.

- Nr. 1 Calcium fluoratum ist für die Elastizität des Gewebes verantwortlich, was vor allem dann von Bedeutung ist, wenn es schrumpft, damit es nicht zur Faltenbildung kommt.
- Nr. 2 Calcium phosphoricum ist der Betriebsstoff für Eiweiß im Organismus, wodurch der Eiweißhaushalt gesteuert und strukturiert wird. Aus diesem Grund ist er für den Abbau der Orangenhaut unverzichtbar.
- Nr. 9 Natrium phosphoricum bewirkt eine ausgeglichene Säure-Basen-Balance.
- Nr. 10 Natrium sulfuricum baut Schadstoffe ab, welche zusätzlich zu den vielen Eiweißsubstanzen im Gewebe abgelagert sind, und unterstützt somit wirksam den gesamten Entschlackungsvorgang.

- Nr. 11 Silicea hilft beim Säureabbau mit; es fördert die Kollagensynthese und damit den Aufbau eines straffen Bindegewebes.
- Nr. 12 Calcium sulfuricum bringt den Stoffwechseltransport im Gewebe wieder ins Fließen, reguliert also die Durchlässigkeit des Bindegewebes. Der Abbau von Säure und Schlackenstoffen wird damit erleichtert und gefördert.

tipp DER AUTORIN Ich empfehle gegen Cellulite auch gern eine Maske aus basischen Mineralstoff-Badezusätzen (z. B. BaseCare). Verrühren Sie diese zu einem Brei und tragen Sie sie auf die gewünschten Stellen auf. Diese Maske reinigt die Haut, entsäuert und beruhigt sie. Wie Sie diese Maske zubereiten, lesen Sie in Kapitel »Masken für Gesicht und Körper«, S. 79.

Massage

Massagen wirken wohltuend, entspannend und heilend und können Schmerzen lindern. Kennen Sie das wunderbare Gefühl, sich bei einer Massage so richtig zu entspannen? Muskeln, Bindegewebe und Haut werden geknetet, gewalkt und gedrückt. Dies fördert die lokale Durchblutung, löst Muskelspannungen wie auch Narben- und Gewebsverklebungen und wirkt schließlich noch reflektorisch auf die inneren Organe.

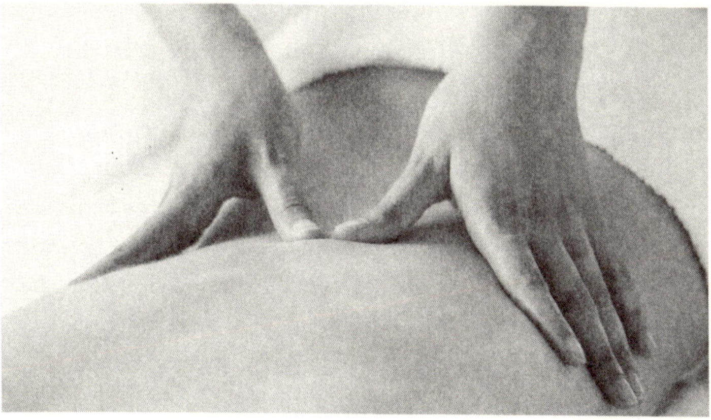

Selbst wenn Sie gesund sind und eine Massage bei Ihnen daher nicht medizinisch indiziert ist: Auch gesunde Menschen sollten sich regelmäßig massieren lassen, denn Massagen steigern das Wohlbefinden und können Erkrankungen des Bewegungsapparates vorbeugen.

Mineralstoff-Massageöl

Den Erfolg einer Massage unterstützen Sie mit einem Massageöl, das die folgenden hoch verdünnten Mineralstoffe enthalten sollte (siehe Anhang, S. 188):

- Nr. 1 Calcium fluoratum fördert nicht nur die Spannkraft der Haut, sondern auch die Elastizität aller Bänder und Sehnen, die über die Massage erreicht werden. Außerdem werden verhärtetes Narbengewebe und verhärtete Sehnen wieder weich und geschmeidig.

- Nr. 2 Calcium phosphoricum reguliert den Muskeltonus. Verspannungen wie im Nacken oder an anderen Stellen des Körpers lockern sich.
- Nr. 3 Ferrum phosphoricum lindert Schmerzen und greift überall dort ein, wo sich Entzündungen anbahnen könnten. Es sorgt für eine gute Durchblutung der Haut und aller Gewebe, was die Wirkung der Massage wesentlich erhöht.
- Nr. 8 Natrium chloratum ist für den Feuchtigkeitshaushalt der Haut zuständig und außerdem ein wichtiger Betriebsstoff für Knorpelgewebe, sodass alle massierten Gelenke davon profitieren.
- Nr. 9 Natrium phosphoricum wirkt auf die Säureeinlagerungen im Bindegewebe ein. Es neutralisiert Säure und entlastet damit das Gewebe. Dieses wird dadurch widerstandsfähiger gegen Belastungen, die von außen an die Haut herankommen.
- Nr. 11 Silicea sorgt für die Fülle des Bindegewebes und beugt einer Brüchigkeit vor. Es bringt auch bei hartnäckigen, vor allem chronischen Säureablagerungen Hilfe.
- Olivenöl sorgt zusätzlich für gute Gleitfähigkeit. Es pflegt und durchblutet die Haut und strafft das Gewebe.

Vergessen Sie nicht, das Massageöl vor der Anwendung gründlich aufzuschütteln, damit sich alle Bestandteile gleichmäßig vermengen können.

Hals und Dekolleté

Zutaten

Nr. 1 Calcium fluoratum

Nr. 11 Silicea

Eine Volksweisheit will wissen, dass man das Alter einer Frau an ihrem Hals ablesen könne. Aber nicht alle Volksweisheiten müssen stimmen. Es wäre doch gelacht, wenn man dieser hier nicht ein Schnippchen schlagen könnte – auch wenn das eine etwas aufwändigere, konsequente Pflege erfordern sollte!

Durch die Bewegungen des Kopfes wird die Haut am Hals und am Dekolleté ununterbrochen gedehnt und beansprucht. Der Bedarf an Nr. 1 Calcium fluoratum, dem Mineralstoff für die Elastizität, und Nr. 11 Silicea ist hier also besonders groß. Diese Mineralstoffe sollten sowohl eingenommen als auch als Cremegel eingecremt werden. Die entsprechende Cremegelmischung kann leicht aus den fertig zubereiteten Cremegelen selbst zusammengemischt und sollte täglich zwei bis drei Mal aufgetragen und gut einmassiert werden. Sie können natürlich auch eine entsprechende Mineralstoff-Körpercreme, z. B. die Körpercreme Regeneration, gezielt und wiederholt am Hals und am Dekolleté auftragen.

Das Dekolleté ist einerseits der Sonnenstrahlung ausgesetzt, andererseits ein besonderer Blickfang. Nicht zuletzt deshalb fallen natürlich an dieser Stelle Pigmentflecken besonders auf. Auch die lästigen hektischen Flecken machen uns hier zu schaffen. Schließlich tauchen hin und wieder ebenfalls unschöne Pickel auf und in vorgerückterem Alter dann die ersten Fältchen und Falten. Aber keine Angst – dagegen lässt sich manches unternehmen. Unter anderem können Sie die Mineralstoffe aufgelöst in Form eines Breis oder als Kompresse anwenden (siehe Kasten S. 116 f. und Kapitel »Kompressen und Masken selbst herstellen«, S. 78).

Anwendung von Brei und Kompresse

Neben einer Grundversorgung der Haut, wie sie über eine Mineralstoff-Körpercreme erreicht wird, können einzelne Probleme gesondert bearbeitet werden. Wenden Sie vor dem Einmassieren der Creme zwei Mal pro Woche zusätzlich Kompressen oder Masken aus Mineralstofftabletten an – Ihr Dekolleté wird es Ihnen danken! Grundsätzlich werden für eine Breimaske oder eine Kompresse an Hals und Dekolleté 30 bis 40 Tabletten pro Mineralstoff aufgelöst.

Akne und Pickel

Nr. 3 Ferrum phosphoricum
Nr. 4 Kalium chloratum
Nr. 8 Natrium chloratum
Nr. 9 Natrium phosphoricum
Wasser

- Bereiten Sie aus diesen Mineralstoffen eine Breimaske zu und tragen Sie nach dem Abwaschen ein Cremegel wie Seborive auf.

Narben

Nr. 1 Calcium fluoratum

Nr. 4 Kalium chloratum

Nr. 5 Kalium phosphoricum

Nr. 8 Natrium chloratum

- Wenden Sie die Mineralstoffe als Breimaske an. Lassen Sie diese einwirken, bevor Sie sie mit warmem Wasser entfernen. Massieren Sie anschließend eine pflegende Creme (z. B. Askinel) ein.

Säureflecken

Nr. 3 Ferrum phosphoricum

Nr. 9 Natrium phosphoricum

- Wenden Sie diese Mischung als Kompresse oder Breimaske an.

Hautgrieß

Nr. 4 Kalium chloratum

- Wenden Sie an den betroffenen Stellen den Mineralstoff als Breimaske an. Tragen Sie anschließend das Cremegel Nr. 4 dünn auf und darüber eine Körpercreme (etwa Regeneration).

Pigmentflecken

Nr. 6 Kalium sulfuricum

Nr. 12 Calcium sulfuricum

- Wenden Sie diese Maske abwechselnd mit einer Maske aus einem basischen Badezusatz an. Danach massieren Sie eine Körpercreme (z. B. Regeneration) ein.

Warzen

Nr. 4 Kalium chloratum

Nr. 10 Natrium sulfuricum

- Legen Sie aus diesen Schüßler-Salzen erst eine Kompresse auf. Anschließend bereiten Sie eine Mischung aus Cremegel Nr. 4 und Nr. 10 zu und tragen Sie diese mehrmals täglich auf die Warzen auf.

Muttermale

Nr. 5 Kalium phosphoricum

Nr. 6 Kalium sulfuricum

Nr. 8 Natrium chloratum

Nr. 10 Natrium sulfuricum

- Mischen Sie die angegebenen Mineralstoff-Cremegele und tragen Sie diese mehrmals täglich auf die Muttermale auf.

Fältchen und Falten

Nr. 1 Calcium fluoratum

Nr. 3 Ferrum phosphoricum

Nr. 5 Kalium phosphoricum

Nr. 8 Natrium chloratum

Nr. 11 Silicea

- Wenden Sie zuerst warme Kompressen an und tragen Sie danach eine Hautpflegecreme wie Askinel etwas dicker auf Dekolleté und Hals auf. Nehmen Sie nach dem Einziehen den Rest der reichhaltigen Salbe mit einem Kosmetiktuch ab. Legen Sie Kompresse und Cremepackung ein Mal in der Woche auf.

Hektische Flecken

Nr. 7 Magnesium phosphoricum

- Wenden Sie diesen Betriebsstoff nicht nur als Kompresse oder Breimaske, sondern unbedingt auch innerlich an! Massieren Sie zusätzlich das Cremegel Nr. 7 ein und tragen Sie darüber eine Körpercreme (z. B. Regeneration) auf.

Körpercremes

Wer die Haut von Hals und Dekolleté gut versorgen will, sollte sie mit einer speziellen Mineralstoff-Körpercreme (z. B. Regeneration) oder einer entsprechenden Körperlotion (z. B. Tendiva) pflegen (siehe Anhang, S. 186).

Die Mineralstoff-Körpercreme sollten vor allem jene Personen benutzen, deren Haut einen hohen Bedarf an Fettsubstanzen hat. Wertvolles Olivenöl, aber auch Jojobaöl decken diesen Bedarf. Eine Körperlotion versorgt die Haut ebenfalls mit den dringend benötigten Mineralstoffen, ist aber für Haut zusammengestellt, der es vor allem an Feuchtigkeit mangelt.

Brust

Zutaten

Nr. 1 Calcium fluoratum
Nr. 5 Kalium phosphoricum
Nr. 8 Natrium chloratum
Nr. 11 Silicea

Die Brüste werden durch drei verschiedene Gewebe gebildet, deren Anteile individuell variieren: Milchdrüsen-, Binde- und Fettgewebe. Ob die Brust fest und straff oder sehr weich ist, hängt vor allem vom Anteil des Bindegewebes und seinen Eigenschaften ab. Bedingt durch den Anteil des Fettgewebes kann die Größe der Brust schließlich auch vom Ernährungszustand abhängen.

Die Brustpflege in der Kosmetik hat vor allem zum Ziel, dass die Elastizität und Festigkeit der Brüste gefördert wird.

- Das besorgt vor allem der Mineralstoff Nr. 1 Calcium fluoratum, der zuständig ist für die Elastizität des Brustgewebes, sowie Nr. 11 Silicea, das das Bindegewebe der Brust aufbaut und festigt.
- Um eine formschöne Brust zu erhalten und zu pflegen, eignet sich eine Cremegelmischung aus den Mineralstoffen Nr. 1 Calcium fluoratum, Nr. 5 Kalium phosphoricum, Nr. 8 Natrium chloratum und Nr. 11 Silicea. Massieren Sie diese Mischung täglich sanft mit kreisenden Bewegungen ein.

Zur täglichen Schönheitspflege Ihrer Brust eignet sich eine Körpercreme (z. B. Regeneration) für die fettarme Haut und eine Körperlotion wie Tendiva für die feuchtigkeitsarme Haut.

Vergessen Sie nicht: Ein ausgewogenes Training bringt unserem Körper die nötige Bewegung, regt unseren Stoffwechsel an und hält auch unsere Brüste in Form.

Cremegel für den Aufbau der Brust

Zutaten

Nr. 1 Calcium fluoratum
Nr. 2 Calcium phosphoricum
Nr. 4 Kalium chloratum
Nr. 5 Kalium phosphoricum
Nr. 8 Natrium chloratum
Nr. 9 Natrium phosphoricum
Nr. 11 Silicea

Das Gewebe der Brust ist sehr sensibel und außerordentlich pflegebedürftig. Um es aufzubauen, bedarf es einer ganz besonderen Mischung von Mineralstoffen. Sie können das entsprechende Brustaufbau-Cremegel leicht selbst anmischen, indem Sie die angegebenen Cremegele zu gleichen Teilen mischen und auf die Brust auftragen.

Für die Elastizität der Bänder sorgt Nr. 1 Calcium fluoratum. Das Milchdrüsengewebe wird durch Nr. 2 Calcium phosphoricum aufgebaut und hauptsächlich mit Nr. 4 Kalium chloratum versorgt. Das Bindegewebe wiederum wird durch Nr. 2 Calcium phosphoricum und Nr. 4 Kalium chloratum sowie zusätzlich mit Nr. 11 Silicea aufgebaut und stabilisiert.

Nr. 5 Kalium phosphoricum und Nr. 8 Natrium chloratum sind die Mineralstoffe der Regeneration und unterstützen einen Brustaufbau.

Das in die Brust eingelagerte Fettgewebe braucht Nr. 9 Natrium phosphoricum als Betriebsstoff. Mit Hilfe dieses Mineralstoffes wird im ganzen Organismus der Fettstoffhaushalt reguliert, also auch in der Brust. Wenden Sie ihn also eher an, wenn die Brust kleiner werden soll!

tipp DER AUTORIN

Wollen Sie Ihre Brust vergrößern, so probieren Sie es mit der zusätzlichen Einnahme von 20 bis 30 Tabletten Nr. 2 Calcium phosphoricum. Es ist einen Versuch wert und hat schon so mancher Frau geholfen, wie mir viele persönliche Rückmeldungen bestätigen.

Anwendung von Brei und Kompresse

Grundsätzlich werden für eine Breimaske oder eine Kompresse ca. 20 bis 30 Tabletten pro Mineralstoff aufgelöst. Wie Sie diese herstellen, wird im Kapitel »Kompressen und Masken selbst herstellen« ab Seite 78 beschrieben.

Gerissenes bzw. zerrissenes Gewebe, Striae

Nr. 1 Calcium fluoratum
Nr. 3 Ferrum phosphoricum
Nr. 5 Kalium phosphoricum
Nr. 8 Natrium chloratum
Nr. 11 Silicea

- Wenden Sie diese Mischung als Breimaske an und tragen Sie anschließend dieselbe Mischung als Cremegelmischung oder eine Körpercreme (z. B. Regeneration) auf.

Pigmentflecken

Nr. 6 Kalium sulfuricum
Nr. 10 Natrium sulfuricum

- Verarbeiten Sie diese Mischung zu einer Breimaske. Nach der Breianwendung tragen Sie eine Cremegelmischung aus denselben Mineralstoffen auf.

Brustwarzenpflege

Nr. 1 Calcium fluoratum
Nr. 3 Ferrum phosphoricum

Nr. 4 Kalium chloratum
Nr. 11 Silicea

- Nach einer sanften Kompresse mischen Sie eine Salbe aus den angegebenen Mineralstoffen an, tragen sie sehr dünn auf und massieren sie vorsichtig ein.

Schlaffes Gewebe
Nr. 1 Calcium fluoratum
Nr. 5 Kalium phosphoricum
Nr. 8 Natrium chloratum
Nr. 11 Silicea

- Verarbeiten Sie diese Mischung zu einer Kompresse. Nach dieser Anwendung tragen Sie eine Cremegelmischung aus denselben Mineralstoffen auf und darüber eine Körpercreme (z. B. Körpercreme Regeneration) oder eine Körperlotion (z. B. Tendiva).

Rücken

Auch der Rücken bedarf einer sorgsamen Pflege, denn schließlich heißt es nicht umsonst: »Ein schöner Rücken kann auch entzücken.«

Pickel

Pickel verunzieren nicht nur unser Gesicht, sondern breiten sich oft auch über den gesamten Rücken aus.

Für diese Pickel gilt dasselbe wie für Pickel im Gesicht:

- Wenden Sie ein Cremegel an (z. B. Seborive).
- Sorgen Sie für eine Umstellung Ihrer Ernährung.
- Nehmen Sie Vollbäder mit den entsprechenden Mineralstoffen oder mit einem basischen Badezusatz wie BaseCare.

Fett- und Schadstoffablagerungen

Häufig finden sich Ablagerungen von Talg bzw. Fetten in Form von Lipomen auf dem Rücken. Hier wird Nr. 9 Natrium phosphoricum benötigt.

Daneben gibt es erbsengroße verkapselte Ablagerungen, die sich bewegen lassen. Darin lagert der Organismus Stoffe ab, die er nicht ausscheiden kann. Nr. 10 Natrium sulfuricum kann Abhilfe schaffen, allerdings nur sehr, sehr langsam.

Verspannungen

Gerade auf dem Rücken befinden sich oft viele Muskeln, die verspannt und sehr schmerzhaft sind.

Hier hilft am besten das Auftragen eines Cremegels gegen Verspannungen:

Eine bestimmte Kombination von ausgewählten Mineralstoffen, z. B. in der Gelenkecreme Regidol (siehe Anhang S. 191), hilft speziell bei Belastungen im Bewegungs- und Stützapparat; sie pflegt und regeneriert alle Bereiche der Gelenke.

Dabei kommt es nicht nur auf die Knochen an. Es müssen auch die zugehörigen Sehnen, Bänder, Knorpel und vor allem auch Muskel behandelt werden.

- Nr. 1 Calcium fluoratum sorgt für die Elastizität der Sehnen und Bänder sowie der Muskeln.
- Nr. 2 Calcium phosphoricum ist zuständig für die Muskeln. Bei einem Mangel an diesem Mineralstoff kommt es zu Muskelkrämpfen. Er ist auch für eine gute Versorgung der Knochen notwendig.
- Nr. 3 Ferrum phosphoricum schafft eine gute Durchblutung der Gewebe. Auch beugt es vorzeitigem Verschleiß vor, was viele unnötige Schmerzen verhindert.
- Nr. 8 Natrium chloratum bindet den Knorpel in den Stoffwechsel ein und versorgt ihn mit den wichtigen Regenerationsstoffen.
- Nr. 9 Natrium phosphoricum neutralisiert Säure.
- Nr. 11 Silicea ist für die Reißfähigkeit der Sehnen und Bänder zuständig; mit Hilfe dieses Mineralstoffes wird das Bindegewebe aufgebaut, was für Gelenke und Knochen von großer Bedeutung ist.

Ähnlich wie das Massageöl sorgt das vorgestellte Cremegel für wohlgeformte Muskeln und damit für einen ansprechenden, geschmeidigen Körperbau.

Mineralstofftabletten für den Rücken

Für den Rücken können die Mineralstofftabletten hervorragend als Vollbad angewendet werden. Sind die Probleme massiv, so empfiehlt sich die Anwendung als Mineralstoffbrei.

Akne

Nr. 3 Ferrum phosphoricum
Nr. 4 Kalium chloratum
Nr. 9 Natrium phosphoricum
Nr. 14 Kalium bromatum

- Wenden Sie die Schüßler-Salze als Vollbad oder Breiauflage an. Anschließend tragen Sie das Cremegel Seborive auf.

Pigmentflecken

Nr. 6 Kalium sulfuricum

- Wechseln Sie die Anwendung mit einer Breimaske aus einem basischen Badezusatz, z. B. BaseCare, ab. Anschließend massieren Sie eine geeignete Körpercreme (etwa Regeneration) ein.

Unterlagerungen, Einlagerungen unter der Haut

Nr. 9 Natrium phosphoricum
Nr. 10 Natrium sulfuricum

- Wenden Sie die Mineralstoffe als Vollbad, abwechselnd mit einem BaseCare-Vollbad, an.

Verspannungen
Nr. 2 Calcium phosphoricum
Anschließend an ein Vollbad oder eine Breiauflage massieren Sie ein entsprechendes Cremegel (z. B. Gelenkecreme Regidol) ein.

Hände

Die Hände des Menschen sind ausdrucksvoll und werden oft genau betrachtet; manchmal müssen sie sogar für eine Charakteranalyse herhalten. Gepflegte Hände und Nägel erhöhen die Selbstsicherheit und gehören unabdingbar zum Selbstverständnis jedes gepflegten Menschen.

Rissige Hände

Zutaten

Nr. 1 Calcium fluoratum

Haben Sie im Herbst und Winter oft rissige Hände oder aufgesprungene Fingerspitzen? Rissige Hände werden durch einen Mangel an Nr. 1 Calcium fluoratum verursacht. Bevor sie »reißen«, sind sie zunächst rau. Nr. 1 Calcium fluoratum hält das Keratin, den Hornstoff, der in die oberste Schicht der Haut

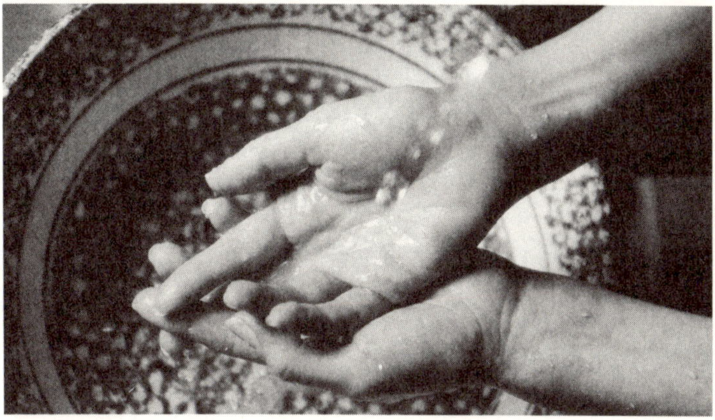

eingelagert ist, weich und geschmeidig. Bei allzu hoher Elastizitätsleistung, wie sie etwa im Winter gefordert ist, verliert der Hornstoff Kalziumfluorid und wird brüchig. Es entsteht raue Haut.

Schon ab diesem Stadium ist die Anwendung des Cremegels sehr hilfreich. Verliert die Haut im Zuge der weiteren Beanspruchung noch mehr Kalziumfluorid, dann wird die Haut rissig.

Im Winter ist eine reichhaltige Salbe zu bevorzugen wie Askinel.

Splitternde, zu weiche oder brüchige Nägel

Zutaten

Nr. 1 Calcium fluoratum

Nr. 11 Silicea

Am Zustand der Nägel lässt sich einiges ablesen. Glänzende, elastische und wohlgeformte Nägel gehören einfach zu jeder gepflegten Hand. Sie sind außerdem das Zeichen für eine gute Gesundheit.

Hauptsächlich bestehen die Nägel aus Keratin (Hornstoff). Mit Hilfe von Nr. 1 Calcium fluoratum kann der Organismus den Hornstoff regulieren. Dieser Mineralstoff ist daher der Betriebsstoff für die Elastizität der Nägel. Sind sie zu weich oder zu hart, so lässt dies auf einen Mangel an diesem Mineralstoff schließen. Ein geeignetes Cremegel (z. B. Cremegel Nr. 1) muss in diesem Fall in Verbindung mit der Einnahme des Betriebsstoffs öfter am Tag aufgetragen werden, um den gewünschten Effekt zu erzielen. Allerdings muss berücksichtigt werden, dass Nr. 1 Calcium fluoratum sehr langsam wirkt.

Ein weiteres Problem sind jene Fingernägel, die sich in Schichten auflösen. Hier fehlt die Verbindung zwischen den einzelnen Hornstoffschichten (Keratinschichten), nämlich Nr. 11 Silicea als Betriebsstoff.

Daher wird bei Nagelproblemen meist eine Cremegelmischung angewendet (etwa zwischen Nr. 1 und Nr. 11). Zusätzlich zur Einnahme der hoch verdünnten Mineralstoffe nach Schüßler empfehle ich, ein so genanntes grobstoffliches Präparat, also Kieselerde, einzunehmen. Es ergeben sich dadurch Synergieeffekte, deren Erfolg überzeugt.

Die Cremegelmischung wird direkt auf dem Nagel und der Nagelwurzel aufgetragen und in Richtung Gelenk streifend einmassiert.

Alle Probleme der Hände sollten mit einer geeigneten Hautschutz- und Hautpflegecreme (etwa Hand & Nail) behandelt werden.

Weiße Flecken auf dem Fingernagel

Zutaten

Nr. 2 Calcium phosphoricum
Nr. 21 Zincum chloratum

Weiße Flecken deuten auf einen Mangel an Nr. 2 Calcium phosphoricum in Verbindung mit Nr. 21 Zincum chloratum hin. In diesen Fällen ist die Einnahme der hoch verdünnten Mineralstoffe unumgänglich.

Beine und Füße

Über eine lange Zeit des Jahres stecken die Füße in Strümpfen und Schuhen, weil es unser Klima erfordert. In der warmen Jahreszeit jedoch gehen wir gern barfuß und möchten dann natürlich makellose und schöne Füße vorzuweisen haben. Das setzt allerdings voraus, dass wir sie regelmäßig pflegen.

Reflexzonenmassage

Durch die Reflexzonenmassage werden die Energiebahnen angeregt. Denn vom Fuß aus kann man jedes Organ über so genannte Reflexzonenpunkte erreichen und entsprechend stimulieren. Es ist dies eine sehr empfehlenswerte Form der Massage, die der Gesunderhaltung dient.

Gleichzeitig werden durch diese Massage Schlackenstoffe in Bewegung gebracht. Die Füße sind nämlich auch »Sammeldeponie« von Ablagerungen, die der Organismus nicht ausscheiden kann. Werden sie durch diese Massage aktiviert, so ist es von großer Bedeutung, dass der Organismus in seinen Bemühungen unterstützt wird, diese Stoffe auch auszuscheiden.

Durch die Reflexzonenmassage werden die Füße gut durchmassiert und alle Gewebe bleiben geschmeidig und elastisch. Für die Massage sollten Sie ein Mineralstoff-Massageöl verwenden. Im Zuge der Massage werden die Füße so nicht nur mechanisch bearbeitet, sondern auch noch zusätzlich mit Mineralstoffen versorgt.

Begleiten Sie eine Reflexzonenmassage mit der Einnahme von der Schüßler-Salz-Pulvermischung Zell Basic und trinken Sie geeigneten Stoffwechseltee. Diese beiden Maßnahmen helfen, die mobilisierten Schlacken abzutransportieren.

Besenreiser

Zutaten

Cremegel zur Venenpflege, z. B. CouBeVen

Besenreiser finden sich nicht nur auf den Füßen – dort meistens am Innenfuß unterhalb des Knöchels –, sondern insgesamt am ganzen Unterschenkel und häufig auch auf den Oberschenkeln.

Dieses Problem kann man mit dem passenden Cremegel zur Venenpflege (z. B. CouBeVen) verringern. Bei konsequenter Anwendung dieses Cremegels gehen die Besenreiser langsam zurück.

Hornhaut

Trockene, feuchtigkeitsarme Hornhaut an den Füßen, aber auch übermäßige Hornhautbildung ist ein Problem, das Sie am besten mit einer geeigneten, sehr reichhaltigen Hautcreme (z. B. Askinel, siehe Anhang S. 184) in den Griff bekommen.

Fuß- und Handschweiß

Zutaten

Nr. 9 Natrium phosphoricum
Nr. 11 Silicea

- Bei stark schwitzenden Füßen und/oder Händen empfehle ich vor allem die Einnahme dieser beiden Betriebsstoffe.

- Sie sollte regelmäßig mit einem Fuß- oder Handbad verbunden werden. Dabei werden je 1 Esslöffel Tabletten von Nr. 9 Natrium phosphoricum und Nr. 11 Silicea in einer ausreichenden Wassermenge für ein Fuß- oder Handbad aufgelöst und darin gebadet.
- Abwechselnd sollte auch mit einem basischen Badezusatz wie BaseCare gebadet werden, um dieses Problem grundlegend zu lösen.
- Zur täglichen Pflege cremen Sie dann die Füße oder Hände mit einem Cremegel (z. B. Nr. 11) ein. Anfänglich wird es vielleicht so erscheinen, als würde das Schwitzen stärker, das gibt sich aber bald – nach einer oder zwei Wochen ist das Problem gelöst, aber nur, wenn zusätzlich die angegebenen Schüßler-Salze eingenommen werden.

Hautpflegecreme für Hände und Füße

Eine Hautschutz- und Hautpflegecreme wie Askinel muss viele Erfordernisse erfüllen, um Hände und Füße umfassend zu pflegen (siehe Anhang, S. 184). Unabhängig von den Mineralstoffen nährt ein hoher Fettanteil die oft ausgelaugte Haut besonders der Handinnenflächen und der beanspruchten Fußsohlen. Außerdem ist die Fettschicht ein Schutz für die Haut, sodass sie nicht so sehr äußeren Einflüssen ausgesetzt ist.

- Gegen raue, rissige Hände sollte Nr. 1 Calcium fluoratum eingearbeitet sein. Dieser Mineralstoff ist zusätzlich wichtig für die Elastizität der vielen Sehnen und Bänder, auch der Fingernägel und für eine weiche geschmeidige Haut bzw. Handinnenfläche oder Fußsohle. Er beugt außerdem dem Zusammenziehen der Sehnen und damit eingezogenen Fingern vor.

- Die Durchblutung der Haut wird durch Nr. 3 Ferrum phosphoricum gefördert.
- Die Regenerationskraft der Haut sowie der Nägel garantiert Nr. 5 Kalium phosphoricum in Verbindung mit Nr. 8 Natrium chloratum.
- Für die Regulierung der Feuchtigkeit in der Haut sorgt ebenfalls Nr. 8 Natrium chloratum.
- Eine derartige, feuchtigkeitsspendende Creme wird auch bei trockener Haut im Bereich der Fersen empfohlen. Dort entstehen oft Risse in der Hornhaut, auch wenn gar keine übermäßige Hornhaut gebildet wird. Das ist ein Zeichen für eine besonders feuchtigkeitsarme, trockene Haut.
- Gerade an den Händen verliert das Bindegewebe sehr häufig an Substanz. Die Haut überzieht dann die Hand ähnlich wie Pergament. Sie ist sehr dünn, die Gefäße werden stark sichtbar. Damit das Bindegewebe wieder aufgebaut werden kann, sollte der Creme auch Nr. 11 Silicea beigefügt sein. Außerdem ist Nr. 11 Silicea für das Bindegewebe der Adern von Bedeutung.
- Der Handrücken vor allem älterer Menschen ist oft übersät von blauen Flecken. Sie entstehen, weil das Bindegewebe der Adern sehr schwach ist und beim geringsten Stoß platzt. Für die rasche Heilung dieser Blutergüsse ist ebenfalls Nr. 11 Silicea wichtig.
- Befinden sich auf den Händen auch noch Narben, so sollten Sie Ihre Handcreme zusätzlich einmassieren. Eine reich-

haltige Creme macht die Narben weich und elastisch. Außerdem wird das Narbengewebe entstört, sodass es wieder energetisch leitfähig ist. Das ist für die vielen Energiemeridiane, die sich auf der Hand befinden, sehr wichtig.

Mit einer reichhaltigen Mineralstoffcreme wie Askinel decken Sie auch den Fettbedarf der Haut. Hände und Füße werden mit den notwendigen hoch verdünnten Mineralstoffen versorgt, können sich wieder regenerieren und zeigen ein frisches Erscheinungsbild.

tipp DER AUTORIN Um die Wirkung zu verstärken, wickle ich gern die Hände bzw. Füße zusätzlich in eine Decke ein. So entsteht ein leichter Wärmestau, der die Haut aufnahmefähiger macht.

Bäder und Packungen für Hände und Füße

Hand- oder Fußbad – Handbäder werden meist vor einer Maniküre gemacht, aber auch, wenn Probleme zu behandeln sind.

Füllen Sie ein Gefäß, in das beide Hände hineinpassen, mit warmem Wasser. Anschließend gibt man die empfohlene Mischung und Anzahl der Tabletten hinein. Dann baden Sie Ihre Hände 20 bis 30 Minuten darin.

Um die Temperatur des Handbades konstant zu halten, empfiehlt es sich, immer wieder warmes Wasser nachzufüllen. Deshalb sollte das Gefäß auch nicht zu klein sein.

Brei bzw. Packung – Vermengen Sie die empfohlene Mischung und Anzahl der Tabletten mit lauwarmem Wasser, bis ein Brei entsteht, der nicht zu flüssig, aber auch nicht zu fest ist, damit man ihn über die ganzen Hände verteilen kann.

Anschließend wickeln Sie um die Hände Frischhaltefolie, um ein zu schnelles Austrocknen des Breis zu verhindern.

Mineralstoffe für Bad und Packung

Rissige Hände und Schwielen, übermäßige Hornhaut an den Fersen
Nr. 1 Calcium fluoratum
Bereiten Sie ein Bad oder eine Packung zu. Danach reiben Sie die Füße gut mit einer sehr reichhaltigen Creme (z. B. Askinel) ein.

Brüchige, splitternde, zu biegsame Fingernägel
Nr. 1 Calcium fluoratum
Nr. 11 Silicea
Bereiten Sie ein Bad oder eine Packung zu. Danach massieren Sie die Mineralstoffe als Cremegelmischung oder die Hand & Nail Lotion ins Nagelbett ein.

Pigmentflecken auf Händen
Nr. 4 Kalium chloratum
Nr. 5 Kalium phosphoricum
Nr. 6 Kalium sulfuricum
Nr. 8 Natrium chloratum
Nr. 19 Cuprum arsenicosum
Bereiten Sie ein Bad oder eine Packung zu. Danach cremen Sie die Hände gut mit der Hand & Nail Lotion ein.

Verbrennungen
Nr. 3 Ferrum phosphoricum
Nr. 8 Natrium chloratum
Bereiten Sie im Akutfall ein Handbad zu.

Nagelbettentzündung
Nr. 3 Ferrum phosphoricum
Bereiten Sie ein Bad oder eine Packung zu.

Nagelbetteiterung
Nr. 3 Ferrum phosphoricum
Nr. 9 Natrium phosphoricum
Nr. 11 Silicea
Nr. 12 Calcium sulfuricum
Bereiten Sie ein Bad oder eine Packung zu. Anschließend wenden Sie eine Cremegelmischung mit den angegebenen Schüßler-Salzen an.

Warzen

Nr. 4 Kalium chloratum

Nr. 10 Natrium sulfuricum

Bereiten Sie ein Bad oder eine Packung zu und tragen Sie anschließend die Betriebsstoffe als Cremegelmischung auf.

Blaue Flecken auf dem Handrücken

Nr. 11 Silicea

Bereiten Sie ein Bad oder eine Packung zu. Danach cremen Sie die Hände mit der Hand & Nail Lotion ein.

Hautpilz, Nagelpilz

Nr. 3 Ferrum phosphoricum

Nr. 5 Kalium phosphoricum

Nr. 6 Kalium sulfuricum

Nr. 9 Natrium phosphoricum

Nr. 12 Calcium sulfuricum

Bereiten Sie ein Bad oder eine Packung zu. Anschließend massieren Sie eine Cremegelmischung aus den angegebenen Mineralstoffen täglich mehrmals ein.

Verstauchungen, Zerrungen, Einrisse, Risse, Überdehnungen, Entzündungen von Sehnen und Bändern

Nr. 1 Calcium fluoratum

Nr. 3 Ferrum phosphoricum

Nr. 5 Kalium phosphoricum

Nr. 8 Natrium chloratum
Nr. 11 Silicea
Bringen Sie den Brei auf die Gelenke auf. Nachdem Sie ihn abgenommen haben, tragen Sie eine Creme, z. B. Gelenkcreme Regidol, auf (siehe Anhang, S. 191). Diese Creme unbedingt in mehreren Schichten übereinander auftragen und jede Schicht gut einmassieren.

Schwitzende Hände, Schweißfüße
Nr. 11 Silicea
Bereiten Sie ein Bad oder eine Packung zu. Achten Sie bei Schweißfüßen vor allem auf die Wahl der Socken (100 Prozent Baumwolle) und auf gute Schuhe (keine Kunststoffschuhe).

Verletzungen
Nr. 3 Ferrum phosphoricum
Bereiten Sie einen Brei zu. Bei größeren Wunden sollten Sie unbedingt einen Arzt aufsuchen!

Narben (auch am Knöchel oder nach einer Operation)
Nr. 1 Calcium fluoratum
Nr. 3 Ferrum phosphoricum
Nr. 5 Kalium phosphoricum
Nr. 8 Natrium chloratum
Bereiten Sie ein Bad oder eine Packung zu. Anschließend tragen Sie immer eine reichhaltige Creme (wie Askinel) auf.

Varizen (Krampfadern), Besenreiser

Nr. 1 Calcium fluoratum

Nr. 4 Kalium chloratum

Nr. 9 Natrium phosphoricum

Bereiten Sie ein Bad zu. Achten Sie aber darauf, dass das Wasser nicht zu heiß ist. Anschließend massieren Sie ein Cremegel ein, z. B. CouBeVen, und zwar immer von den Füßen zum Herzen hin.

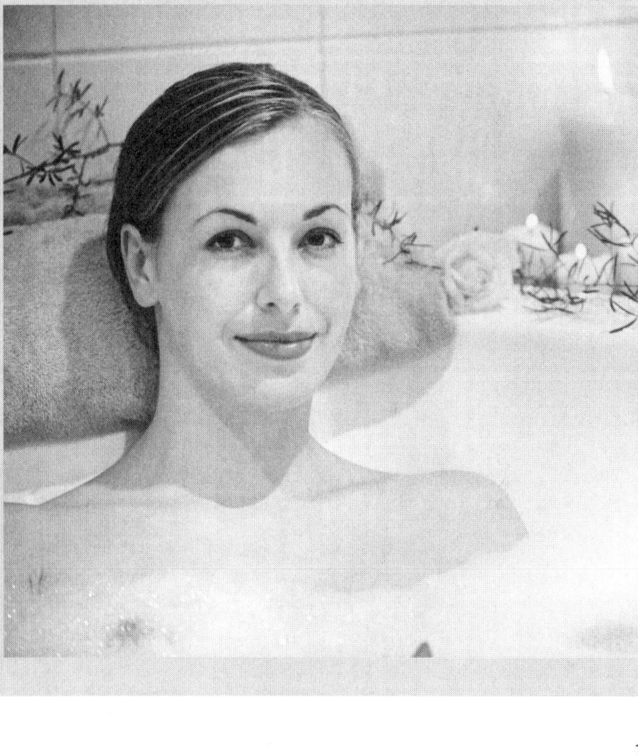

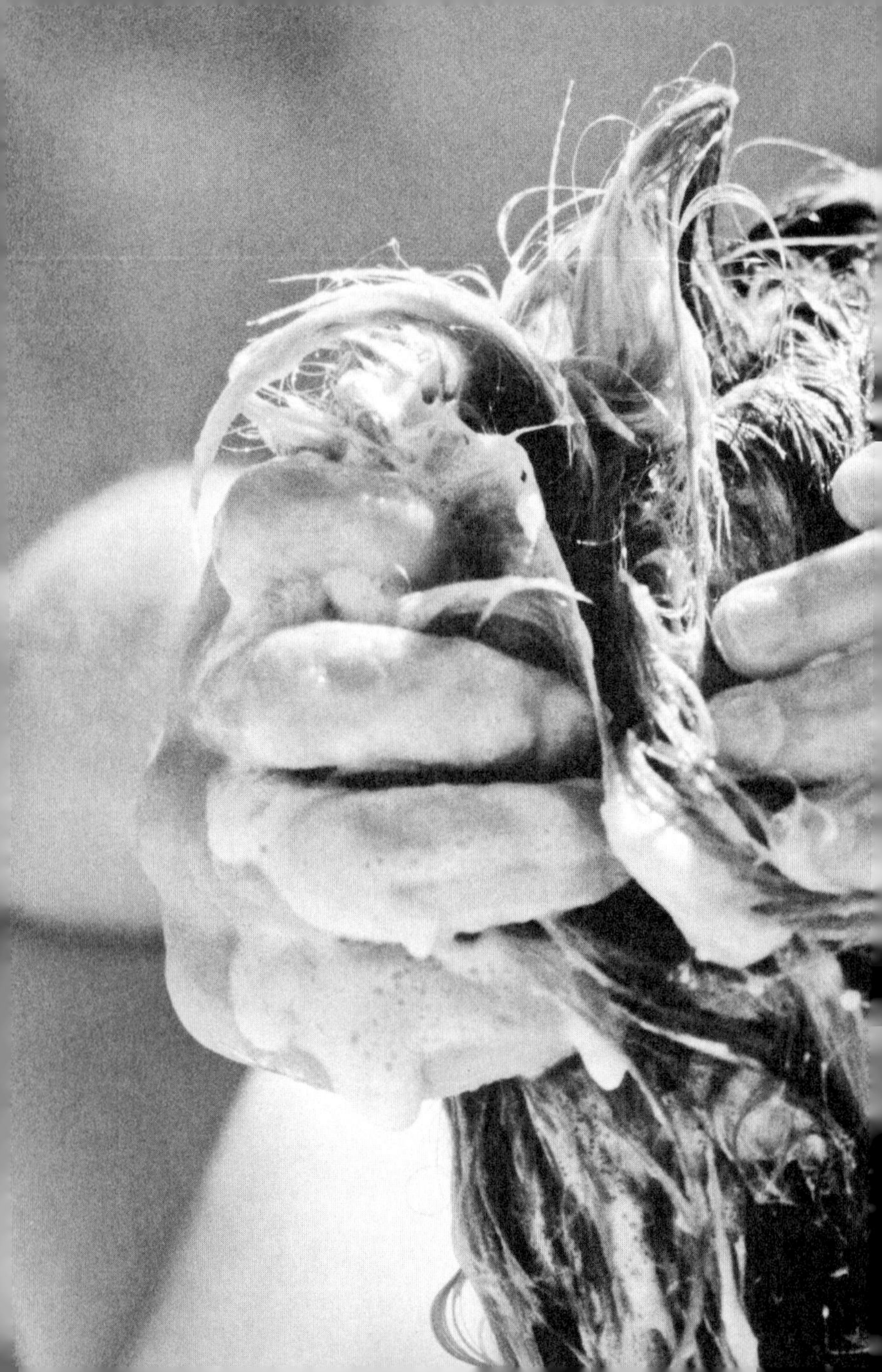

Haarpflege

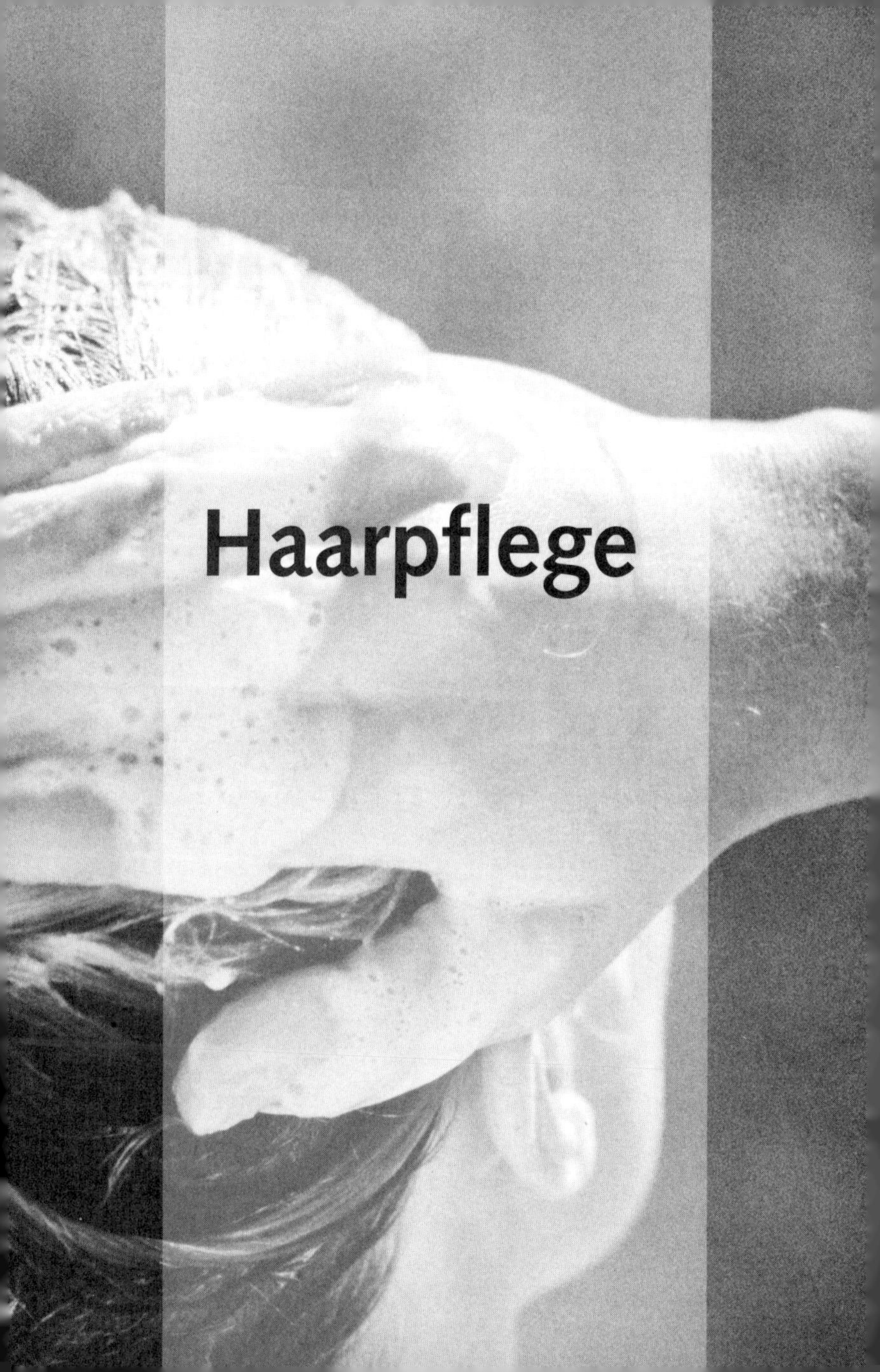

DAS BESTE FÜR IHR HAAR

Ihr Haar verrät sehr viel über Ihr Wohlbefinden: Glänzendes, kräftiges Haar lässt auf einen guten Allgemeinzustand schließen, während stumpfes oder brüchiges Haar Störungen im Körpergleichgewicht andeutet. Außerdem ist der Haarboden sehr aufnahmefähig für Stoffe von außen, sodass wir sorgfältig darauf achten müssen, womit wir unsere Haare pflegen und verschönern.

Eine haarige Angelegenheit

Wir waschen heute viel öfter unsere Haare, als ihnen eigentlich guttut – die tägliche Haarwäsche beim Duschen ist keine Seltenheit. Dabei wird jedes Mal die natürliche Barrierefunktion unserer Kopfhaut empfindlich gestört, sodass Chemikalien leichter eindringen können. Auch ein Austrocknen der Kopfhaut beeinträchtigt ihre Schutzfunktion ganz erheblich. Gerade für dieses Problem empfiehlt die Biochemie nach Dr. Schüßler die Anwendung eines Haarwassers mit Schüßler-Salzen, das Sie ganz leicht selbst herstellen können.

Das Haarwasser sollte neben der allgemeinen Pflege von Kopfhaut und Haaren besonders auch bei gespaltenen Haaren und Schuppen sowie zur Stärkung der Haare angewendet werden.

Schüßler-Salz-Haarwasser

Nr. 1 Calcium fluoratum
Nr. 5 Kalium phosphoricum
Nr. 6 Kalium sulfuricum
Nr. 8 Natrium chloratum
Nr. 9 Natrium phosphoricum
Nr. 11 Silicea

- Lösen Sie in 250 ml abgekochtem und wieder abgekühltem Wasser von Nr. 8 Natrium chloratum 14 Tabletten auf, von allen anderen Mineralstoffen jeweils 7 Tabletten.
- Das Wasser, das vor den Mineralstoffen in die Schüssel gefüllt wurde, wird nicht umgerührt, damit es klar bleibt. Schütten Sie es vorsichtig in eine Flasche und verwerfen Sie den Milchzuckersatz. Die Flasche, wenn gewollt, mit einem Tropfeinsatz (aus der Apotheke) verschließen.
- Mit diesem Haarwasser können Sie den Haarboden massieren oder Haarspülungen machen. Die Mineralstofflösung sollte aus hygienischen Gründen öfter frisch zubereitet werden – sie ist jeden dritten Tag zu erneuern.

Wind und Wetter

Achten Sie vor allem darauf, Ihre Haare vor extremen Temperaturen (Sauna, Sonne), dem Austrocknen durch Wind und Sand (Sommerurlaub) und übermäßiger Sonnenbestrahlung zu schützen! Zu diesem Zweck sollten Sie in solchen Fällen einen Hut tragen oder langes Haar hochstecken. Vor einem

Saunabesuch feuchten Sie die Haare am besten an und stecken sie ebenfalls hoch.

Die Haarfarbe

Die Haarfarbe hängt von der Pigmentmenge und der Pigmentart ab, die ins Haar eingelagert wird. Dunkle Farbe entsteht durch Eumelanin, helle durch Phäomelanin. Je nachdem, wie sich diese beiden mischen, entstehen die verschiedenen Farbtöne der Haare wie Kastanienbraun, Aschblond, Kupfer usw. Im Alter nehmen die Melanin produzierenden Zellen ab oder verlieren ihre Fähigkeit, Melanin zu produzieren. Stattdessen wird Luft in die Haare eingelagert, was diese ergrauen und später weiß erscheinen lässt.

Der Betriebsstoff für das Melanin ist Nr. 6 Kalium sulfuricum. Deshalb sollte ein geeignetes Shampoo wie das Dusch'N Fun für Haut und Haare diesen hoch verdünnten Mineralstoff enthalten. So können Ihre Haare zur Melaninbildung angeregt werden.

Vorsicht! Wenn Sie Ihre Haare färben, sollten Sie sich darauf einstellen, dass das Haarfärbemittel durch die hoch verdünnten Mineralstoffe im Duschgel für Haut und Haare ein wenig rascher ausgespült wird.

Haare als Schadstoffdeponien

In den Haaren lagert der Organismus gern Schadstoffe ab, da er sich durch das Abstoßen der Haare leicht dieser Schadstoffe entledigen kann.

Sicher kennen Sie das Problem, dass es nach Schwangerschaften oft zu einem massiven Haarausfall kommt. Während der Schwangerschaft kann die Frau nicht ausreichend die anfallenden Schadstoffe abgeben und lagert sie ein; deshalb kommt es manchmal zu geschwollenen Füßen. Wenn sich der Körper der Frau nach der Schwangerschaft zu erholen beginnt, stößt er auch jene Haare ab, die als Schadstoffdeponie gedient haben.

Geraten Sie nicht in Panik, wenn Sie nach einer Schwangerschaft, nach einer schweren Krankheit oder einfach im Herbst und Frühjahr vermehrt Haare verlieren. Durch eine ausreichende Versorgung mit Mineralstoffen nach Dr. Schüßler werden rasch gesunde und vitale Haare nachwachsen.

Bedürfnisse und Bausteine der Haare

Grundsätzlich sind die Haare sehr mineralstoffreich. Die Hauptbestandteile des Haars sind Keratin, außerdem Lipide (Fette), Mineralien wie z. B. Kalzium und verhorntes Eiweiß.

Die Haare werden vom Haarboden aus über feine Blutgefäße versorgt. Deshalb ist es von größter Bedeutung, auf die Pflege des Haarbodens zu achten und ihm genügend Mineralstoffe zukommen zu lassen. Die Blutgefäße reichen bis in die Haarwurzel; diese ist in der Unterhaut verankert und wird dort mit Nährstoffen und Sauerstoff beliefert. Dort befinden sich auch die haarbildenden Zellen, durch deren Tätigkeit das Haar nach außen geschoben wird und wächst.

Problemhaare

Gehören Sie zu jenen Menschen, die keine Probleme mit den Haaren haben? Dann sind Sie privilegiert. In den allermeisten Fällen nämlich sind unsere Haare zu fettig, zu trocken, zu dünn, zu brüchig oder zu spröde.

Die Ursache für eine derartige »Störanfälligkeit« liegt meist in einer Unterversorgung der Kopfhaut und damit auch der Haare. Abhilfe schaffen hier die jeweils erforderlichen Betriebsstoffe. Aber auch ein belasteter Schlafplatz kann der Grund für solche Symptome sein – vor allem, wenn die Haare überraschend schnell ausfallen und keinerlei gesundheitliche Probleme vorliegen. Im Falle einer Übersäuerung des Haarbodens kann eine unausgewogene Ernährung die Ursache darstellen.

Wird der Nacken dauerhaft angespannt, weil der Kopf mit chronisch gespannten Muskeln oben gehalten werden muss, ist in Folge die Energieversorgung des Kopfes beeinträchtigt. Der weit verbreitete Spannungskopfschmerz ist die Folge, ebenso auch die Unterversorgung der Kopfhaut.

Wenn plötzlich Probleme mit Ihren Haaren auftreten, sollten Sie die Ursache abklären, gegebenenfalls auch medizinisch. Problematische Haare sind Indikatoren für ein gestörtes Körpergleichgewicht.

Schuppen

Zutaten

Nr. 8 Natrium chloratum

Nr. 1 Calcium fluoratum

- Mit Nr. 8 Natrium chloratum kann der Organismus für ausreichend Feuchtigkeit in der Kopfhaut sorgen. Ist die Kopfhaut jedoch zu trocken, so beginnen die Schuppen hinunter auf Schulter und Kragen zu rieseln.
- Für die Elastizität der Haut ist Nr. 1 Calcium fluoratum zuständig, das hier mitkombiniert wird.
- Nehmen Sie beide Mineralstoffe zusammen ein – 10 Tabletten von Nr. 1, 20 Tabletten von Nr. 8 – und lutschen Sie diese über den Tag verteilt.

Trockene Haare

Trockenes, feuchtigkeitsarmes Haar ist porös. Die Haare werden durch Dauerwelle und zu heißes Föhnen noch zusätzlich ausgetrocknet, wodurch sich das Problem verstärkt.

Eine Verarmung der Haare an Fett mit gleichzeitiger Übersäuerung der Kopfhaut führt zu gespaltenen Haarspitzen oder Haarspliss, was den Einsatz von Nr. 9 Natrium phosphoricum und Nr. 11 Silicea nötig macht. Bitte nehmen Sie von beiden Mineralstoffen reichlich und täglich ein.

Ich empfehle zusätzlich eine **Ölpackung für trockenes und fettarmes Haar** mit dem Mineralstoff-Massageöl:

tipp Machen Sie bei jeder Haarwäsche mit einem Mineralstoff-Duschgel für Körper und Haare wie dem Dusch'N Fun eine Schaumpackung. Lassen Sie diese 1 bis 2 Minuten einwirken und spülen Sie anschließend gut aus.

Am besten trocknen Sie die Haare an der Luft oder föhnen sie nur kühl.

Wenn möglich sollten Sie auch Chemie im Haar vermeiden. Also: so wenig Färbemittel oder Dauerwelle wie möglich!

- Massieren Sie das Massageöl (siehe Anhang, S. 188) in Kopfhaut und Haare gründlich ein. Dann bedecken Sie das Haar mit einer Frischhaltefolie oder einem heißen Handtuch.
- Nach 15 Minuten spülen Sie das Öl aus und waschen das Haar gründlich mit einem mineralstoffhaltigen Duschgel für Körper und Haare.
- Zusätzlich sollten Sie täglich folgende Mineralstoffmischung einnehmen:
  - Nr. 8 Natrium chloratum, 10 Tabletten
  - Nr. 5 Kalium phosphoricum, 20 Tabletten
  - Nr. 9 Natrium phosphoricum, 15 Tabletten

Fettige Haare

Zutat

Nr. 9 Natrium phosphoricum

Mit Nr. 9 Natrium phosphoricum wird der Fettstoffhaushalt der Kopfhaut und Haare reguliert. Wer öfter als alle drei bis vier Tage seine Haare waschen muss, kann von einer Fettbelastung der Haare ausgehen. Da hilft regelmäßiges Einnehmen von Nr. 9 Natrium phosphoricum auf Dauer am besten, und zwar 20 Tabletten (oder mehr) täglich.

Alle Haarprobleme können Sie gut über das Waschen mit einem mineralstoffhaltigen Shampoo oder Duschgel (z. B. dem Mineralstoff-Duschgel Dusch'N Fun) regulieren.

Kreisrunder Haarausfall

Zutaten

Nr. 5 Kalium phosphoricum
Nr. 8 Natrium chloratum
Nr. 21 Zincum chloratum

Hier hilft es, Nr. 5 Kalium phosphoricum, 20 Tabletten, in Verbindung mit Nr. 8 Natrium chloratum, 10 Tabletten, und Nr. 21 Zincum chloratum, 7 Tabletten, einzunehmen.

Klären Sie unbedingt mit Ihrem Arzt ab, ob eine ernsthafte Erkrankung vorliegt!

Haarpackungen und Spülungen

Grundsätzlich werden für eine Haarspülung 20 bis 30 Tabletten pro Mineralstoff aufgelöst. Mischen Sie die Mineralstofftabletten und lösen Sie diese in Wasser auf. Mit diesen Lösungen spülen Sie die Haare.

Natürlich sollten Sie die angegebenen Mineralstoffmischungen auch parallel dazu einige Zeit einnehmen.

Neben einer allgemeinen Grundversorgung der Haare können einzelne Probleme gesondert bearbeitet werden.

Kraftlose, müde Haare
Nr. 2 Calcium phosphoricum
Nr. 5 Kalium phosphoricum
Nr. 8 Natrium chloratum
Nr. 9 Natrium phosphoricum
Nr. 11 Silicea
Machen Sie eine Packung als Mineralstoffbrei, wie oben beschrieben, oder eine Spülung.
Zusätzlich können Sie Waschungen mit Brennnesseltinktur vornehmen. Dazu mischen Sie Brennnesseltinktur aus der Apotheke zu gleichen Teilen mit Wasser und machen damit eine Haarspülung.
Trinken Sie außerdem Brennnesseltee, nehmen Sie Kieselerde ein und machen Sie ein Mal pro Woche eine Ölpackung mit einem Mineralstoff-Massageöl (siehe »Ölpackung für trockenes und fettarmes Haar«, S. 149 f.).

Kahlköpfigkeit

Nr. 5 Kalium phosphoricum
Nr. 8 Natrium chloratum
Nr. 9 Natrium phosphoricum
Nr. 11 Silicea

Hier kann nur geholfen werden, wenn die Haarwurzeln noch aktiv sind. Versuchen Sie, diesem hartnäckigen Problem mit einer Packung als Mineralstoffbrei, wie oben beschrieben, oder einer Spülung beizukommen.

Schmerzen am Haarboden

Nr. 11 Silicea

Machen Sie eine Packung als Mineralstoffbrei, wie oben beschrieben, oder eine Spülung.

Haarschwund (langsames Wachstum)

Nr. 5 Kalium phosphoricum
Nr. 8 Natrium chloratum

Machen Sie eine Packung als Mineralstoffbrei, wie oben beschrieben, oder eine Spülung.

Haarbrechen

Nr. 1 Calcium fluoratum

Machen Sie eine Packung als Mineralstoffbrei, wie oben beschrieben, oder eine Spülung. Bei Haarspliss sollte zusätzlich Nr. 9 Natrium phosphoricum eingesetzt werden.

Kopfflechte
Nr. 3 Ferrum phosphoricum
Nr. 5 Kalium phosphoricum
Nr. 6 Kalium sulfuricum
Nr. 8 Natrium chloratum
Nr. 9 Natrium phosphoricum
Machen Sie aus den angegebenen Schüßler-Salzen eine Spülung. Zusätzlich sollten Sie diese Mineralstoffe auch einnehmen.

Dünne Haare
Nr. 3 Ferrum phosphoricum
Nr. 5 Kalium phosphoricum
Nr. 8 Natrium chloratum
Nehmen Sie diese drei Salze über einen längeren Zeitraum ein. Machen Sie wöchentlich eine Ölpackung (siehe »Ölpackung für trockenes und fettarmes Haar«, S. 149 f.).

Haare ohne Volumen
Nr. 1 Calcium fluoratum
Nr. 5 Kalium phosphoricum
Nr. 8 Natrium chloratum
Nr. 11 Silicea
Machen Sie wöchentlich eine Ölpackung (siehe »Ölpackung für trockenes und fettarmes Haar«, S. 149 f.).

Haarausfall
Nr. 3 Ferrum phosphoricum
Nr. 5 Kalium phosphoricum
Nr. 8 Natrium chloratum
Nr. 9 Natrium phosphoricum
Nr. 10 Natrium sulfuricum
Machen Sie eine Packung als Mineralstoffbrei, wie oben beschrieben, oder eine Spülung.

Farbe im Haar

Kosmetische Mittel zur Veränderung der Haarfarbe werden unter dem Sammelbegriff Haarfärbemittel zusammengefasst. Diese können Allergien hervorrufen, denn der Haarboden nimmt diese »Chemiebomben« zum Teil auf, sodass sie in den Körperkreislauf gelangen können.

Gefärbtes Haar braucht besonders viel Pflege, weil es leicht spröde wird. Grundsätzlich wird bei jedem Färbevorgang die oberste Schicht der Haare, die Schuppenschicht, aufgeraut, damit die Farbpigmente dort eingelagert werden können.

Wenn Sie ein Mineralstoff-Duschgel anwenden, sollten Sie wissen: Durch die in ihm enthaltenen Mineralstoffe wird eine Regeneration der Haare eingeleitet. Die Einfärbung verliert sich rascher – die natürliche, ursprüngliche Haarfarbe kommt zum Vorschein. Es spricht für die überzeugende Wirkung der

Mineralstoffe, sollte aber vorher bedacht werden. Trotzdem gibt es ein paar Tricks, wie Sie die Haare auf natürlichem Wege tönen können.

Aufhellende Spülung für Blonde

Zutaten

Kamillentee

Spülen Sie Ihr Haar nach jedem Waschen 2- bis 3-mal mit Kamillentee.

Tönung für dunkles Haar

Zutaten

Salbei
Rosmarin
Apfelessig

Lassen Sie 4 Esslöffel Salbei und 2 Esslöffel Rosmarin 30 Minuten in ½ Liter Wasser sieden, seihen Sie den Sud ab und lassen Sie ihn abkühlen.

Geben Sie nun 1 Esslöffel Apfelessig dazu und wenden Sie die Tönung nach der Haarwäsche als letzte Spülung an.

Rottönung

Zutaten

Schwarzer Tee
Hennapulver
Olivenöl

Bereiten Sie aus 2 Teelöffeln schwarzem Tee und circa 500 Milliliter Wasser einen Teesud zu, seihen Sie ihn ab und vermischen Sie ihn in einer Schüssel mit 100 Gramm Hennapulver. Rühren Sie einen Esslöffel Olivenöl ein, damit eine sämige Masse entsteht.

Tragen Sie die Tönung sofort auf das Haar auf, decken Sie es mit einer Plastikhaube ab und wickeln Sie alles mit einem Handtuch warm ein.

Spülen Sie nach 2 bis 3 Stunden die Tönung aus und waschen Sie das Haar wie gewohnt.

Vorsicht! Eine Tönung mit Henna ist dauerhaft – Sie sollten sich also vorher überlegen, ob Sie diese Rottönung auch wirklich wollen! Arbeiten Sie ferner mit Einmalhandschuhen und

tipp DER AUTORIN Wenn Sie Ihr rotes Haar natürlich aufhellen möchten, empfehle ich Ihnen, Preiselbeersaft unverdünnt zwei Minuten im Haar einziehen zu lassen. Anschließend waschen Sie das Haar wie gewohnt.

decken Sie alles ab, was nicht rot werden soll, denn Henna färbt auch die Umgebung im Badezimmer und Ihre Haut! Vor allem Gesicht, Ohren und Hals sollten Sie daher am Haaransatz mit einer reichhaltigen Creme abdecken.

Die Kopfhaut

Die Kopfhaut ist äußerst sensibel und sehr gut durchblutet, denn ihr obliegt die Bildung und das Wachstum der Haare. Störungen des Haarbodens wirken sich auf die Qualität der Haare aus und gesundheitliche Störungen des Körpers auf die Kopfhaut.

Vor allem der Ansatz der Haare ist oft von Störungen gekennzeichnet. Meistens zeigen sich hier rote Ränder, die für einen Mangel an Nr. 3 Ferrum phosphoricum und Nr. 8 Natrium chloratum stehen. Am Ansatz der Haare im Nacken treten unter Umständen juckende, gerötete Hautstellen auf, da im Körper ein Mangel an Nr. 10 Natrium sulfuricum vorliegt.

Da die Haare, wie bereits erwähnt, eine regelrechte Schadstoffdeponie darstellen, liegt die Vermutung nahe, dass auch die Kopfhaut mit Schadstoffen belastet ist. Aus diesem Grunde ist eine gründliche, schonende Pflege der Kopfhaut, wie mit dem Mineralstoff-Duschgel (siehe Anhang, S. 190), so wichtig.

Insgesamt gelten für die Kopfhaut dieselben Bedingungen wie für die übrige Haut des Körpers. Allerdings ist sie viel empfindlicher als diese. Das hängt auch damit zusammen, dass sie von den Haaren ständig geschützt ist.

Duschgel für Körper und Haare

Die wichtigsten Mineralstoffe für Ihre Haare sollten in Ihr Duschgel eingearbeitet sein. Schäumen Sie Ihr Haar mit dem Duschgel, wie z. B. mit dem Dusch'N Fun, ein und lassen Sie es während des ganzen Duschvorgangs als Packung einwirken; anschließend spülen Sie es wieder aus.

Für die Elastizität des Haares ist das Nr. 1 Calcium fluoratum zuständig. Die Pigmentierung wird über den Betriebsstoff Nr. 6 Kalium sulfuricum gesteuert, und für die Fülle des Haares wird Nr. 11 Silicea benötigt. Die Kopfhautdurchblutung wird mit Nr. 3 Ferrum phosphoricum gefördert. Schließlich sind die Betriebsstoffe Nr. 5 Kalium phosphoricum und Nr. 8 Natrium chloratum für die Neubildung der Haarzellen zuständig.

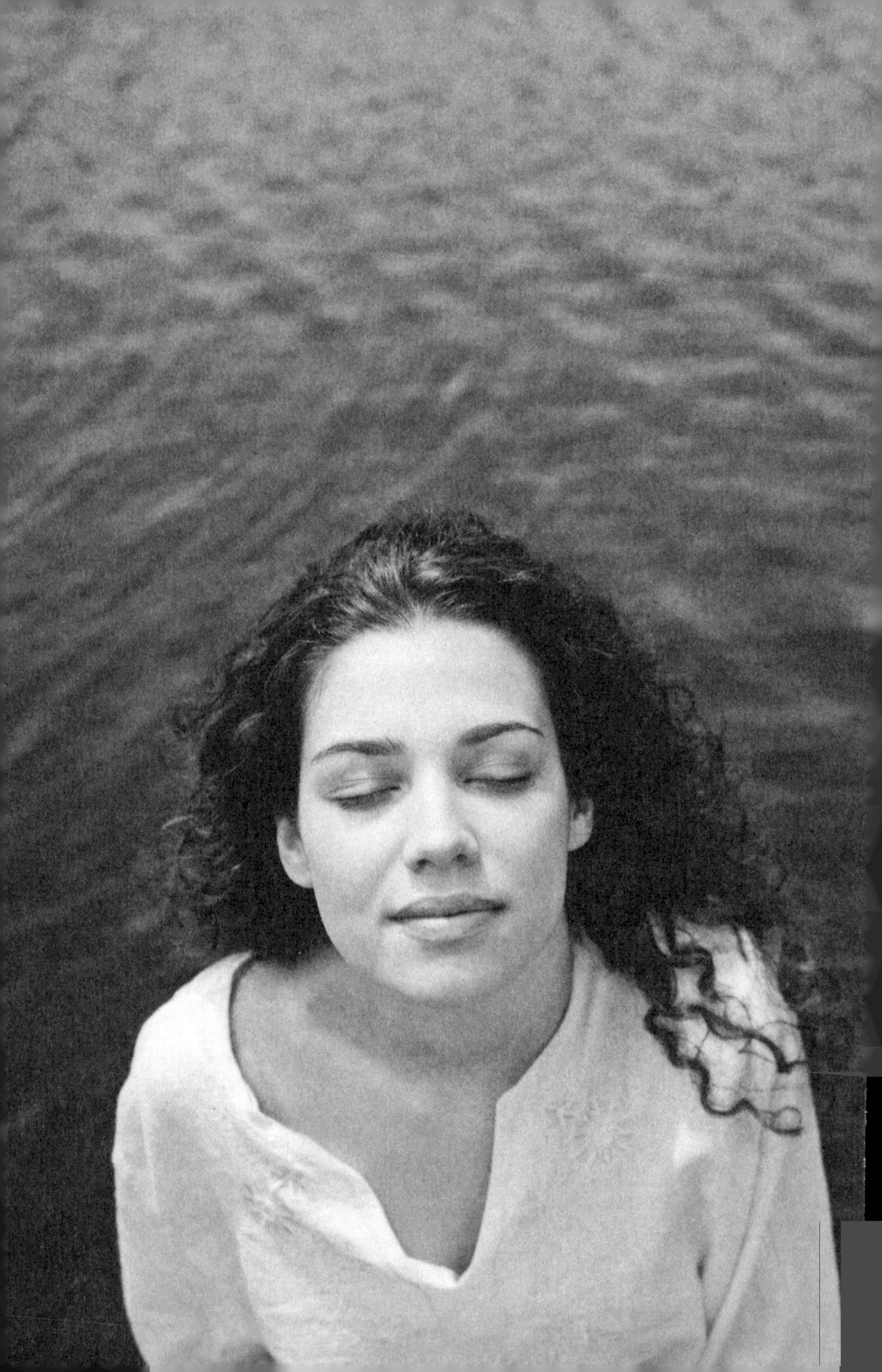

Sonnen-
braun

BRAUN OHNE REUE

Erst die französische Modeschöpferin Coco Chanel machte gebräunte Haut salonfähig. Bis dahin galt ein makelloser weißer Teint als fein, und so schützte man die Haut mit Sonnenschirmen und breitkrempigen Hüten. Heute wissen wir, dass man damals gar nicht so Unrecht hatte: Sonnenbäder sind nur wohldosiert zu empfehlen, da eine übermäßige Sonnenexposition der Haut dauerhafte Schäden zufügen kann.

Die Sonnenstrahlung auf der Erde

Die Ozonschicht der Atmosphäre fängt die schädlichsten Strahlen ab. Herab auf die Erde gelangen nur sichtbares Licht und Infrarotstrahlung, UVA- und UVB-Strahlen. Die schädliche UVC- und die Röntgenstrahlung werden über die Ozonschicht abgeschirmt. Da die Ozonschicht uns also vor schädlicher Strahlung schützt, ist sie lebensnotwendig für das Leben auf der Erde, weshalb sie geschützt werden muss!

Der Anteil der UV-Strahlen nimmt alle 300 Höhenmeter um vier Prozent zu, woraus folgt, dass der Anteil der UV-Strahlen im Gebirge höher ist als im Flachland. Im Sommer treffen die Sonnenstrahlen vor 11 Uhr und nach 14 Uhr schräg auf die Erde. Dabei erreichen uns nur 30 bis 50 Prozent der Sonnenenergie. Umgekehrt heißt das, dass die UV-Strahlung zwischen 11 und 14 Uhr am intensivsten ist.

Ferner muss die Reflexion des Bodens mitberücksichtigt werden: Gras und Pflanzen absorbieren nämlich 90 Prozent der Sonnenstrahlen. Weiße Flächen (wie weiße Wände, vor allem aber auch Schnee) reflektieren hingegen 80 Prozent der Sonnenstrahlung und verstärken damit die Wirkung der Sonne erheblich.

Denken Sie an einen Sunblocker mit besonders hohem Lichtschutzfaktor, wenn Sie zum Skifahren oder Skiwandern aufbrechen. Sonst könnte es trotz Kälte sein, dass Sie einen sonnigen Ausflug mit einem kräftigen Sonnenbrand bezahlen.

Sonne auf unserer Haut

Grundsätzlich brauchen wir das Sonnenlicht für unser Leben: Es ist für die Synthese des Vitamins D unverzichtbar – ohne das Sonnenlicht könnten wir diesen Vitalstoff nicht bilden. Auch die Photosynthese der Pflanzen funktioniert nicht ohne Licht. Ohne Photosynthese wären die Pflanzen wiederum nicht in der Lage, den für uns alle lebensnotwendigen Sauerstoff zu produzieren. Außerdem hat das Sonnenlicht eine direkte Einwirkung auf unsere Psyche: Denken Sie nur daran, wie oft wir an Regen- oder Nebeltagen eher niedergeschlagen sind und wie sehr wir uns umgekehrt über sonnendurchflutete Schönwetterperioden freuen.

Je größer die Wellenlänge der Strahlung ist, umso tiefer dringt sie in die Hautschichten ein.

Die Strahlung

Die Infrarotstrahlung im Sonnenlicht hat wärmende Wirkung und führt zu einer Erweiterung der Hautgefäße; so erklärt sich die Rötung der Haut durch die Erwärmung. Die UVA-Strahlung führt zu einer unmittelbaren Pigmentbildung in der Haut, die jedoch nur einige Stunden anhält und keinen wirksamen Schutz aufbaut. Sie entsteht durch Oxidation des in der Haut enthaltenen Melanins, das unmittelbar mit der Anwesenheit von Nr. 6 Kalium sulfuricum zusammenhängt.

Für den Sonnenbrand zeichnen vor allem die UVB-Strahlen verantwortlich. Er ist dadurch gekennzeichnet, dass zwischen der Sonneneinwirkung (Exposition) und dem Auftreten des Erythems (Rötung der Haut) zwei bis sechs Stunden vergehen und die Beschwerden im weiteren Verlauf nach zwölf Stunden ihre maximale Intensität erreichen.

Die Bräunung der Haut

Die Bräunung ist nichts anderes als ein Schutzmechanismus der Haut vor der Sonneneinwirkung. Durch ausreichende Pigmentierung ist die Haut nämlich geschützt vor der schädlichen Einwirkung der UV-Strahlen, und hier im Wesentlichen der UVB-Strahlen.

Im Zuge der Pigmentierung werden die dafür zuständigen Hautzellen (Melanozyten) angeregt, zusätzlich Melanin zu produzieren. Es dauert zwei Tage, bis dieses Melanin erzeugt und auf die benachbarten Keratinzellen verteilt ist. Um diesen Vorgang zu verstärken, werden so genannte ruhende Melanozyten aktiviert. Ein langfristiger Eigenschutz der Haut wird so allmählich aufgebaut.

Die Vorbereitung auf die Sonne

In der Biochemie nach Dr. Schüßler sind verschiedene Mineralstoffe in der Lage, eine gesunde Bräunung zu unterstützen:

- Nr. 3 Ferrum phosphoricum etwa ist ein gutes Vorsorgemittel gegen Sonnenbrände; zusätzlich muss aber auch noch der Betriebsstoff Nr. 6 Kalium sulfuricum zur Verfügung gestellt werden, um eine gute Bräune zu erzielen.
- Nr. 10 Natrium sulfuricum wiederum ist erforderlich, um die im Unterhautgewebe steckende Ansammlung von Schadstoffen abzutransportieren.
- Der Wasserhaushalt wird über Nr. 8 Natrium chloratum gesteuert.
- Die Elastizität der Haut braucht Nr. 1 Calcium fluoratum für diesen anstrengenden Stoffwechselvorgang.

Wenn Sie besonders hellhäutig und daher sonnenempfindlich sind, sollten Sie sich mit der konsequenten Einnahme dieser Mineralstoffe im Frühjahr auf die Sommermonate langfristig vorbereiten. Mischen Sie einfach von allen genannten Mineralstoffen jeweils 7 bis 10 Tabletten zusammen und nehmen Sie diese Mischung über den Tag verteilt ein. Damit verlängern Sie auch die Eigenschutzzeit der Haut.

Begleitend sollten Sie zu dieser Einnahme ein Mineralstoff-Sonnengel wie das Pre und After Sun Gel regelmäßig auftragen – und zwar besonders auf den Stellen, die jedes Jahr unter den ersten Sonnenstrahlen leiden.

Der Sonnenbrand

Der Sonnenbrand ist eine heftige Entzündungsreaktion, die sich mit einem Erythem (Hautrötung durch Gefäßerweiterung) äußert. Dabei werden die Zellen der Epidermis erheblich geschädigt, was einen Reparaturmechanismus in Gang setzt. Für das erhöhte Transportgeschehen ist Nr. 3 Ferrum phosphoricum zuständig, während der Reparaturmechanismus der Haut viel Nr. 8 Natrium chloratum braucht.

Die UV-Strahlen führen eine Verdickung der Hornschicht nach etwa 24 Stunden herbei, um den Schutz zu erhöhen und weitere Schäden zu verhindern. Die Wiederherstellung des früheren Zustandes erfolgt erst nach 30 bis 60 Tagen.

Je besser die Mineralstoffversorgung, umso leichter wird Ihre Haut damit fertig. Unterstützen Sie den Heilungsprozess durch Auftragen eines mineralstoffhaltigen Gels (z. B. Pre und After Sun Gel, siehe Anhang, S. 189).

tipp **Vorsicht!**

Bedenken Sie, dass übermäßige Sonnenbestrahlung auch die Schädigung innerhalb der Haut durch freie Radikale verstärkt, was zu einer frühzeitigen Alterung führt (Aging).

Der richtige Hautschutz

Wir verfügen je nach Hauttyp über ein gewisses Sonnenkapital, das wir im Laufe unseres Lebens verbrauchen; es ist von Mensch zu Mensch verschieden. Immer wenn Sie in die Sonne gehen, verbrauchen Sie unwiderruflich einen Teil Ihres Kapitals. So ist im Durchschnitt die Hälfte des Kapitals schon vor dem 20. Lebensjahr verbraucht, weil sich Kinder und Jugendliche mehr im Freien aufhalten als Erwachsene.

Je nach Haarfarbe, Augenfarbe, Hautpigmentierung und Neigung zu Sonnenbrand werden vier Hauttypen unterschieden.

Vier Hauttypen

Hauttyp	Haarfarbe	Augenfarbe	Haut	Sonnenbrand	Bräunung
I	blond oder rötlich	blau bis grün	hell	immer	keine
II	blond bis hellbraun	blau, grau, braungrün	hell	häufig	gering
III	braun	braun	hellbraun	gelegentlich	deutlich
IV	dunkelbraun	braun	braun	nie	stark

Der passende Lichtschutzfaktor

Auf jedem Sonnenschutzprodukt ist ein Lichtschutzfaktor (LSF) angegeben. Diese Zahl ist ein Multiplikator, mit dem Sie errechnen können, wie lange Sie nach dem Auftragen des Präparates in der Sonne bleiben können, ohne eine Schädigung der Haut befürchten zu müssen. Natürlich variiert auch diese Zeitspanne je nach Hauttyp.

Lassen Sie sich nicht täuschen: Viele Sonnenhungrige glauben, dass sie mit einem hohen Sonnenschutz nicht braun werden. Das ist jedoch falsch. Die Bräunung baut sich nur langsamer auf, hält aber dafür umso länger an.

Sonnenschutz – ja, bitte!

Damit Ihr Sonnenschutzpräparat wirken kann, muss es 20 Minuten vor der Sonneneinwirkung aufgetragen werden. Die entsprechenden Lotionen, Cremes und Gele werden jedoch nicht einmassiert, sondern nur dünn aufgetragen, da sie ja an der Oberfläche der Haut verbleiben sollen.

Chemische UV-Filter, wie sie in vielen Sonnenschutzpräparaten enthalten sind, können vom kindlichen Organismus bis zu einem Lebensalter von drei Jahren nicht abgebaut werden. Deshalb empfehle ich für die Kleinsten mineralische UV-Filter. Titandioxid- und Zinkoxidpartikel reflektieren dabei die Sonnenstrahlung und sind daher auch für allergiebelastete Menschen geeignet.

Lichtschutzfaktor und Hauttyp

Typ I

Begeben Sie sich ungeschützt in die Sonne, so können Zellschäden bereits nach fünf Minuten (Eigenschutzzeit) auftreten. Ihr Sonnenschutz: In den ersten Urlaubstagen muss ein sehr hoher LSF, danach kann ein mittlerer LSF gewählt werden.

Typ II

Sie dürfen sich zehn Minuten ohne Schutz der Sonne aussetzen.
Ihr Sonnenschutz: In den ersten Urlaubstagen muss ein sehr hoher LSF, danach kann ein mittlerer LSF gewählt werden.

Typ III

Sie neigen eher nicht zu Sonnenbrand, sollten sich aber ungeschützt nicht länger als 15 bis 25 Minuten in der Sonne aufhalten.
Ihr Sonnenschutz: Zu Urlaubsbeginn sollten Sie Produkte mit mittlerem LSF benutzen, danach genügt ein niedrigerer LSF.

Typ IV

Sie werden immer braun, Sonnenbrände sind eher selten.
Ihr Sonnenschutz: Zu Beginn genügt ein LSF von 6 bis 16, später kommen Sie ganz ohne Sonnencreme aus. Die Eigenschutzfähigkeit der Haut ist hier am stärksten von allen Hauttypen ausgeprägt.

Bitte achten Sie stets darauf, dass Ihre Kinder gut geschützt sind, denn ihre zarte Haut reagiert besonders empfindlich auf UV-Strahlung.

Keines meiner Produkte enthält einen Sonnenschutz. Mit den Mineralstoffen können Sie dennoch wirksam einer Sonnenallergie vorbeugen bzw. sie abbauen und die Haut dabei unterstützen, einen guten Eigenschutz zu entwickeln.

So sparen Sie wertvolles Sonnenkapital ein

- Vermeiden Sie Sonnenbäder zwischen 11 und 14 Uhr.
- Achten Sie auf Bedürfnisse und Besonderheiten Ihres Hauttyps.
- Akzeptieren Sie die Verzögerung einer effektiven Bräunung durch ein gutes Sonnenschutzmittel.
- Achten Sie auf die Reflexionseigenschaften der Umgebung (Sand, Schnee).
- Trocknen Sie sich nach dem Baden ab, da feuchte Haut durchlässiger für UV-Strahlung ist.
- Kinder brauchen einen guten Schutz: Hut, T-Shirt, Sonnencreme mit hohem LSF.

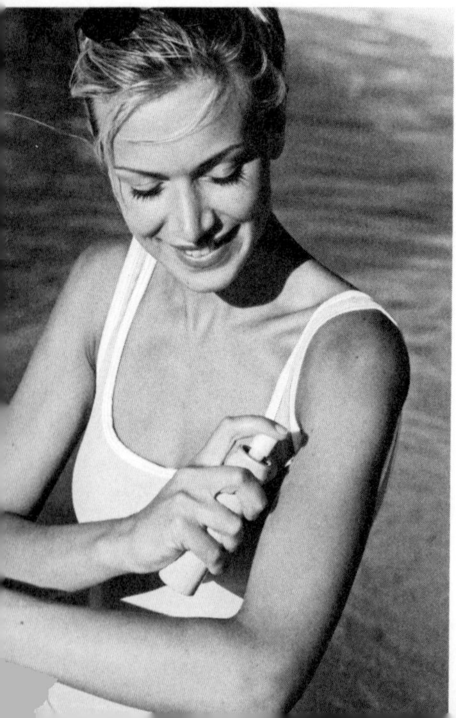

Zu Risiken und Nebenwirkungen …

Exzessive Sonnenbäder mögen zwar für nahtlose Bräune und neidvolle Blicke unter den Zeitgenossen sorgen, sie sind jedoch in der Regel teuer erkauft – wenn nicht mit einem akuten Sonnenbrand, dann mit einer langfristigen Schädigung und frühzeitigen Alterung der Haut. Sogar Hautkrebs kann später daraus entstehen.

Sonne verschlimmert

- **Akne** wird durch Sonneneinwirkung kurzzeitig verbessert. Später jedoch verdicken die UVB-Strahlen die Hornschicht, sodass die Ausgänge der Talgdrüsen leichter verstopfen und mehr Mitesser entstehen.
- **Rosacea** (Kupferfinne) verschlechtert sich. Aus der Sicht der Schüßler'schen Heilweise liegt hier eine Belastung der Haut mit Schadstoffen vor, die durch die Wärme der Sonne regelrecht aktiviert werden. Der Mineralstoff für den Schlackenabbau in allen Bereichen des Organismus ist Nr. 10 Natrium sulfuricum.
- **Herpes:** Durch die Sonne kann ein regelrechter Herpesschub ausgelöst werden.

Wenn Sie sich der Sonne länger aussetzen wollen, sollten Sie Ihre Haut gewissenhaft auf diese intensive Beanspruchung vorbereiten!

Die Sonnenallergie

Heute gelangt der Mensch durch die Fülle von belastenden Stoffen aus seiner Umwelt oft bis an die Grenzen seiner Entgiftungs- und Entschlackungsmöglichkeiten. Farbstoffe und Lösungsmittel und Klebstoffe in Möbeln, Kleidern und Wandanstrichen belasten unser Wohnmilieu. Weichmacher, Konservierungsmittel, Farb- und Duftstoffe finden sich in Lebensmitteln, Kaffee und schwarzer Tee wiederum enthalten Röststoffe. Tabakrauch, Autoabgase (Cadmium) und die Amalgamfüllungen der Zähne belasten uns mit Schwermetallen. Hinzu kommen die verschiedenen Abbauprodukte von Arzneien, die wir nicht immer ausscheiden können.

All diese belastenden Stoffe bezeichnet man als Xenobiotika. Stress und psychische Belastungen verstärken die Auswirkungen dieser umfassenden Vergiftung.

Alle Fremdstoffe, die nicht ausgeschieden oder abgebaut werden können, lagern sich im Binde- und Fettgewebe sowie in den Zellen ein und können dort sogar zur Erbgutveränderung führen. Manchmal werden Schadstoffe in Lösung gehalten, dann sind geschwollene Hände, Beine und Füße die Folge.

Wenn die Deponien an- bzw. überfüllt sind, reagiert der Organismus panisch auf jede zusätzliche Belastung: Er antwortet mit einer Allergie. Nicht umsonst nehmen alle Krankheiten, bei denen überfüllte Deponien im Hintergrund stehen (wie Schuppenflechte, Neurodermitis, Heuschnupfen, Allergien gegen Hausstaub und Pollen), unter der Bevölkerung rapide zu.

Vorsicht! Kleinkinder bekommen die Belastung vielfach schon von der Mutter in die Wiege gelegt. Auch etwaige Mängel an Betriebsstoffen gibt die Mutter weiter, da ihr eben selbst bestimmte Mineralstoffe nicht in ausreichendem Maße zur Verfügung stehen.

Eine der Ablagerungsmöglichkeiten von Schadstoffen ist das Gewebe unter der Haut. Häufig sammeln sich deshalb Schlacken in gelöster Form hier im Unterhautgewebe. Durch die Erwärmung über die Sonnenstrahlen und die vermehrte Durchblutung werden diese Schlackenstoffe aktiviert: Der Körper hofft nun auf eine Möglichkeit, sie endlich loszuwerden. Die Schadstoffe werden an die Hautoberfläche gedrückt, damit sie z. B. ausgeschwitzt werden können. Es entstehen grünliche Bläschen, die besonders stark jucken und oft aufgekratzt werden: Sie werden Sonnenallergie genannt.

Linderung mit Mineralstoffen

- Der Mineralstoff, der eine Verschlackung abbauen kann, ist Nr. 10 Natrium sulfuricum.
- Die Elastizität der Hornhaut steuert Nr. 1 Calcium fluoratum.
- Nr. 6 Kalium sulfuricum brauchen wir zur Bildung der Oberhaut und ausreichenden Pigmentierung.
- Durch die Sonnenstrahlung wird der Stoffwechsel des Kör-

pers angekurbelt. Beschleunigte Stoffwechselvorgänge lassen im Gewebe vermehrt Eiweißstoffe entstehen, die mit Hilfe von Nr. 2 Calcium phosphoricum gesteuert werden, weil es den Eiweißstoffwechsel im Sinne der Biochemie nach Dr. Schüßler reguliert.

- Damit beschleunigte Stoffwechselvorgänge im Körper überhaupt problemlos ablaufen können, benötigt der Organismus Nr. 3 Ferrum phosphoricum.
- Durch Sonnenstrahlung wird meist die Körpertemperatur erhöht, wir beginnen zu schwitzen. Dies wiederum beeinflusst unseren Wasserhaushalt, der über den Betriebsstoff Nr. 8 Natrium chloratum reguliert wird.

Alle beschriebenen Bedürfnisse der Haut lassen sich umfassend mit einem entsprechenden Mineralstoff-Sonnengel (z. B. Pre und After Sun Gel) versorgen.

tipp DER AUTORIN

Einer Sonnenallergie können Sie auch vorbeugen, indem Sie parallel zum Auftragen des Gels die genannten Mineralstoffe einnehmen.

Pflege vor und nach dem Sonnenbad

Die Regeneration der Haut nach dem Sonnenbad ist sehr wichtig. Ich empfehle auch hier ein mineralstoffhaltiges Gel wie das Pre und After Sun Gel mit OM24® und Aloe Vera, das keine Emulgatoren und Fette enthält, um der Haut bei der Regeneration zu helfen. Es ist überdies fettfrei und damit besonders geeignet für sonnenempfindliche Haut. Die enthaltenen Mineralstoffe entlasten das Stoffwechselgeschehen in der Haut (siehe Anhang, S. 189).

Wenden Sie das Gel regelmäßig bereits im Frühjahr an, um die Haut schon vor dem ersten ausgiebigen Sonnenbad auf die Sonne vorzubereiten – besonders, wenn Sie dazu neigen, z. B. auf den Armen und am Dekolleté nach dem ersten Sonnenbad mit Hautrötung oder gar Bläschen zu reagieren. Denken Sie jedoch auch an einen Sonnenschutz, da er im Pre und After Sun nicht enthalten ist.

Ein mineralstoffhaltiges Sonnengel mit Aloe Vera hat viele Vorteile:

- Bei regelmäßigem Auftragen nimmt die Empfindlichkeit der Haut ab, sodass es weniger oft zu Sonnenbränden kommt.
- Bei Hautrötungen und Sonnenallergie, Jucken nach dem Sonnenbad oder gar Sonnenbrand verschafft es in kurzer Zeit Linderung.

- Es hemmt Entzündungen, wirkt heilend und spendet viel Feuchtigkeit. Das Gel kühlt und führt durch den hohen Wasseranteil der Haut vermehrt Feuchtigkeit zu. Ebenfalls hautberuhigend wirkt das eingearbeitete Panthenol.
- Nr. 1 Calcium fluoratum entspricht den hohen Elastizitätserfordernissen, die bei intensiver Sonneneinstrahlung entstehen. Vor allem die oberste Schicht der Haut mit dem eingelagerten Hornstoff behält durch Nr. 1 Calcium fluoratum ihre Geschmeidigkeit.
- Nr. 2 Calcium phosphoricum wird für den Eiweißstoffwechsel eingesetzt, der unter der Sonneneinstrahlung vermehrt stattfindet.
- Nr. 3 Ferrum phosphoricum wird dringend für die erhöhte Durchblutung benötigt. Die enormen Stoffwechselanforderungen in der Haut infolge der Einwirkung der Sonnenstrahlen können nur durch diesen Mineralstoff erfüllt werden. Er versorgt auch die Zellen verstärkt mit Nährstoffen, außerdem beugt er wirksam der Rötung der Haut vor.
- Nr. 6 Kalium sulfuricum ist jener Mineralstoff, der für die so sehr begehrte Bräunung sorgt – vor allem bei jenen Menschen, die schwer braun werden. Mit diesem Betriebsstoff steuert der Organismus die Melaninproduktion und damit die Pigmentierung der Haut. Je besser der Körper mit diesem Mineralstoff versorgt wird, umso weniger Pigmentflecken und Störungen in der Pigmentierung der Haut entstehen.
- Nr. 8 Natrium chloratum hat in Bezug auf den Sonnenbrand die größte Bedeutung. Durch den Einfluss der Sonne ver-

liert die Haut sehr viel Flüssigkeit; er hilft den betroffenen Zellen, sich wieder mit Flüssigkeit zu versorgen und zu regenerieren.

- Nr. 10 Natrium sulfuricum wirkt in besonderem Maße der Entstehung einer Sonnenallergie entgegen. Mit Hilfe dieses Mineralstoffes ist der Organismus in der Lage, die Schadstoffe unter der Haut abzubauen und auf natürlichem Wege auszuscheiden. Sind die Belastungen in diesem Zusammenhang sehr groß, sollte zusätzlich ein basischer Badezusatz angewendet werden. Nach dem Sonnenbad hilft Nr. 10 Natrium sulfuricum dem Organismus ferner, die gelösten Schadstoffe zu binden, sodass sie nicht nach außen treten können.

Nr. 8 Natrium chloratum können Sie nicht nur bei Sonnenbrand, sondern auch bei Verbrennungen allgemein einsetzen. Hier wirkt dieser Mineralstoff wahre Wunder, indem er die Schäden lindert, die durch die Verbrennung entstanden sind.

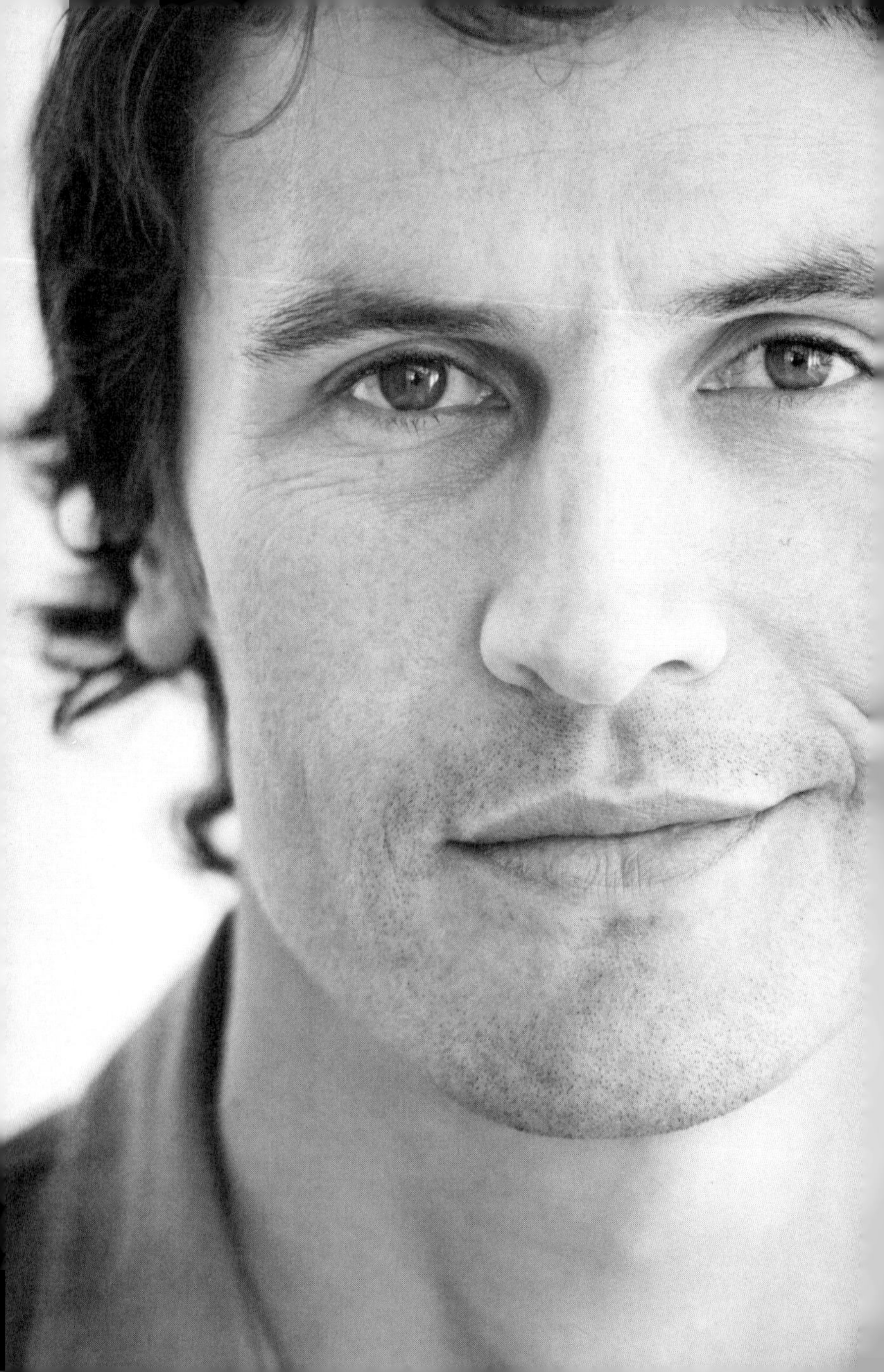

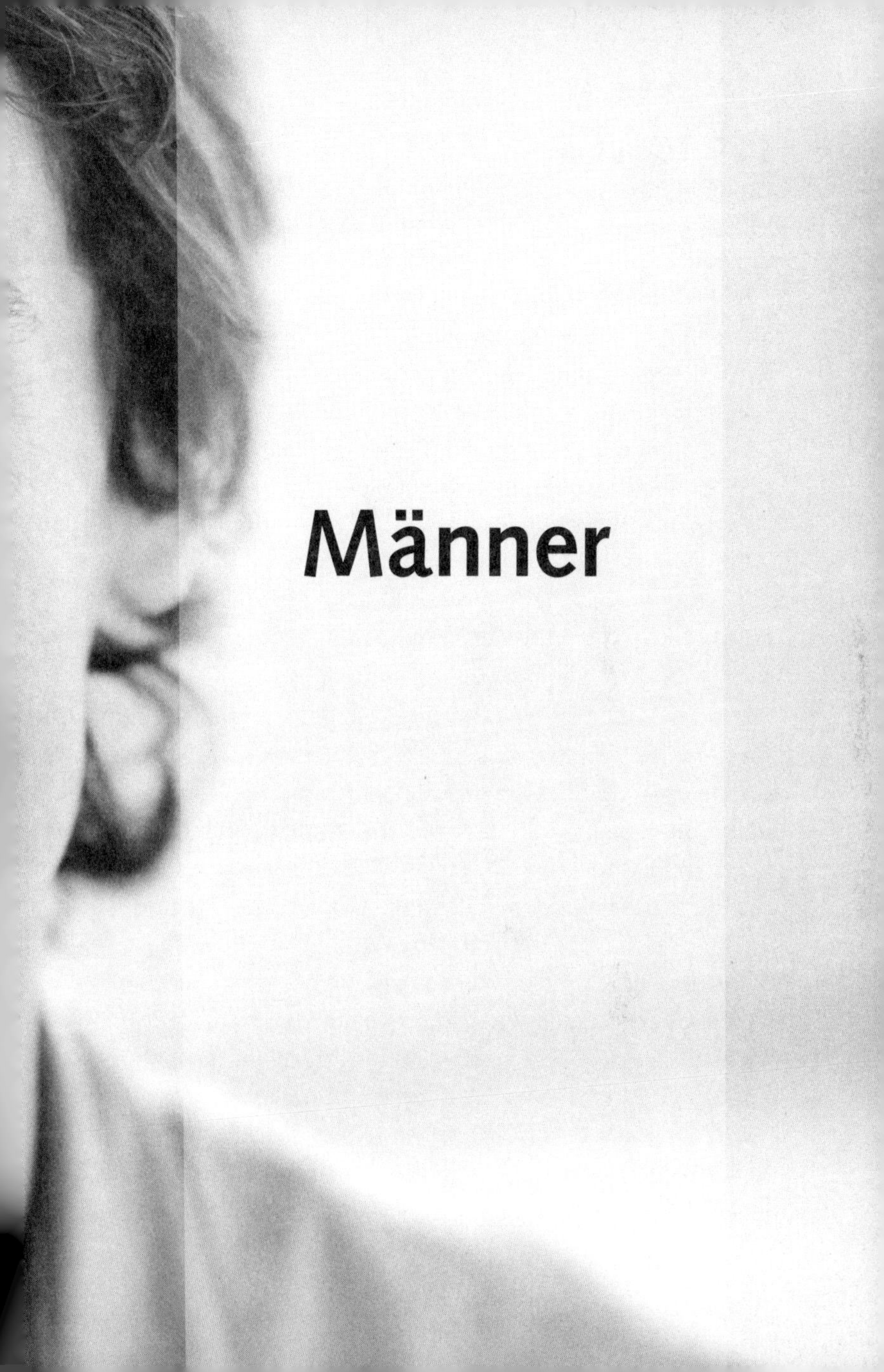

Männer

DER TOLLE MANN

Die weibliche Haut ist wesentlich sensibler als die männliche. Trotzdem stellen sich immer mehr Männer auf Hautpflegeprodukte ein, da ihnen die zunehmende Schadstoffbelastung bewusst ist. Sie verwenden bevorzugt duftstofffreie, unparfümierte Körperpflegeserien. Besonders beliebt sind die Mineralstoff-Gesichtscreme oder das Mineralstoff-Duschgel für Körper und Haare, aber auch das Pre und After Sun Gel mit OM24® und Aloe vera. Ein Geheimtipp ist die Mineralstoff-Zahnpaste BaseDent.

Hautpflege für Männer

Wenn die Haut nach dem Rasieren leicht gereizt ist, vielleicht sogar gerötet, verlangt sie geradezu nach der Mineralstoff-Gesichtscreme. Alle besonderen Erfordernisse der Haut für die starke Beanspruchung des Rasierens werden durch die darin enthaltenen Mineralstoffe erfüllt. Manche Männer schätzen aber auch das besonders feuchtigkeitsspendende Pre und After Sun Gel mit OM24® und Aloe vera.

Bei der Pflege für die Haut des gesamten Körpers gelten dieselben Überlegungen wie bei der weiblichen Haut. Meistens wird zur Tendiva-Körperpflegelotion gegriffen, da sie rasch einzieht und nicht so nachfettend wirkt.

Das Dusch'N Fun Duschgel findet bei den Männern viele Anhänger. Da es den Körper nicht parfümiert, weil sich der angenehme Orangenduft nach dem Duschen rasch verliert, kann jeder seinen eigenen Duft weiterverwenden.

Viele Männer schätzen dieses Duschgel, mit dem Rasierpinsel gut aufgeschäumt, auch als Rasierschaum. Die Farbe der Haare wird durch das enthaltene Nr. 6 Kalium sulfuricum verstärkt und ein eventuelles Ergrauen noch einige Zeit hinausgezögert.

Pflege rund um den Sport

Hautschutz

Bei allen Sportarten, die im Winter ausgeübt werden, muss auf einen besonderen Schutz der Gesichtshaut geachtet werden. Bei tiefen Temperaturen friert das Wasser in der Haut, und es kommt zu meist irreparablen Schäden. Aber auch bei Sportarten, die sehr »windig« sind, wie das Segeln, ist ein Schutz der Haut notwendig. Dieser wird durch eine reichhaltige Creme gewährleistet, wie etwa Askinel.

Muskelkater

Wer kennt ihn nicht, den Muskelkater, der vor allem jene Sportler plagt, die nicht regelmäßig zur Ausübung ihres geliebten Sports kommen. Wer schon im Vorhinein diesem Übel ausweichen will, beugt mit dem Pre Sportgel äußerlich aufgetragen und mit der Einnahme von Nr. 3 Ferrum phosphoricum vor. Wurde diese Möglichkeit versäumt und das Schweregefühl sitzt in den Waden, oder kann man sich überhaupt nur schwer bewegen, wird innerlich Nr. 6 Kalium sulfuricum und äußerlich eine Sportlotion mit hoch verdünnten Mineralstoffen wie etwa die After Sport Lotion angewendet. Bei noch stärkeren Beschwerden hilft die Gelenkecreme Regidol.

Gerade bei sportlichen Betätigungen ist auf eine gute Versorgung mit den hoch verdünnten Mineralstoffen zu achten, damit keine Hypotheken aufgebaut werden!

Alterung der Haut

Bei Sportlern lässt sich häufig ein starker Abbauprozess in der Haut beobachten. Er hat damit zu tun, dass der Organismus bei den hohen Anforderungen, wie sie durch intensive sportliche Betätigung auftreten, auch die Reserven in der Haut angreift. Um diesem Prozess vorzubeugen, sollten die benötigten Mineralstoffe eingenommen sowie von außen zugeführt werden (z. B. mit der Mineralstoffcreme Regeneration).

Verletzungen

Bei kleinen offenen Verletzungen wirkt Nr. 3 Ferrum phosphoricum innerlich und äußerlich sehr gut. Äußerlich wird es dann als Breiauflage direkt auf die verletzte Stelle aufgetragen. Dadurch wird die Blutung rasch gestillt und eine narbenfreie Heilung ermöglicht.

ANHANG

Hautpflege mit den Produkten von Adler Pharma

FaceClean

Face clean ist geeignet für alle Hauttypen, auch für Menschen mit fettiger, zu Akne neigender Haut. Das milde Waschgel enthält Zuckertenside und ist deswegen auch für sensible Haut geeignet. Es bindet Feuchtigkeit in der Haut. Weizenkeimextrakt und Panthenol pflegen sanft, Teebaumöl wirkt leicht desinfizierend. Die enthaltenen hoch verdünnten Mineralstoffe unterstützen das Stoffwechselgeschehen der Haut.

FaceFresh

Facefresh ist empfehlenswert für alle Hauttypen, auch für fettige, zu Akne neigender Haut. Das milde Gesichtstonikum ohne Alkohol ist erfrischend und wegen des Gehaltes an Teebaumöl leicht desinfizierend. Die enthaltenen hoch verdünnten Mineralstoffe unterstützen das Stoffwechselgeschehen der Haut und bereiten auf die nachfolgende Gesichtspflege vor.

Gesichtscreme mit Jojobaöl und Aquarich®

Dies ist eine Feuchtigkeit spendende Gesichtscreme für die ganze Familie mit dem Feuchtigkeit spendenden Aquarich®-Komplex. Sie ist für jedes Alter geeignet, auch für junge Haut. Die enthaltenen Mineralstoffe versorgen und unterstützen die

Haut in allen ihren Funktionen. Die Gesichtscreme enthält angenehme Feuchtigkeits- und Grundlagenpflege ohne Duftstoffe.

Sie kann auch unter jeder anderen Gesichtspflege aufgetragen werden. Empfehlenswert ist ihre Anwendung als Unterlage für das Seborive-Cremegel bei Akne.

Gesichtscreme für anspruchsvolle Haut

Ein natürlicher, aus Olivenöl gewonnener Emulgator sorgt für biomembranähnliche Strukturen in der Creme. So kann die Haut wertvolle Öle und Fette wie Oliven- und Sheabutter, aber auch Borretschöl und Soja-Lecithin besonders gut aufnehmen. Durch das enthaltene Borretschöl eignet sich diese Gesichtscreme für die Pflege irritierter, rissiger oder juckender Gesichtshaut, schon ab dem Kindesalter. Hoch verdünnte Mineralstoffe fördern die Elastizität und die Regenerationsfähigkeit der Haut. Ein natürlicher Orangenextrakt ist als Duftkomponente eingearbeitet.

Askinel Hautschutz- und Hautpflegecreme

Askinel ist eine reichhaltige Creme und daher besonders als Kälteschutzcreme für den Aufenthalt und Sport im Freien und zur Winterzeit geeignet. Durch den hohen Gehalt an Sheabutter, Avocadoöl, Vitamin E und anderen wertvollen pflanzlichen Ölen sowie Panthenol eignet sich Askinel auch zur täglichen Hautpflege bei Problemen wie rissigen Hautstellen, rissigen bzw. schrundigen Händen. Askinel ist eine hervorragend regenerierende Handcreme, die sich ebenfalls als Fußcreme verwenden lässt, etwa bei starker Hornhautbildung an den Fersen.

Diese Creme eignet sich als zusätzliche Gesichtspflege für besonders trockene Haut. Auch harte, störende Narben oder verhärtete Sehnen werden durch regelmäßige Massage mit Askinel weicher und geschmeidiger.

Hand & Nail Lotion

Die Feuchtigkeit spendende Hand- und Nagelpflege mit hoch verdünnten Mineralstoffen im praktischen Spender zieht rasch in die Haut ein. Problemen wie rissigen oder schrundigen Händen kann durch regelmäßiges Anwenden von Hand & Nail Lotion wirksam vorgebeugt werden. Harte Handinnenflächen werden wieder weich und geschmeidig. Die eingearbeiteten wertvollen Öle wie Avocado- und Traubenkernöl enthalten einen hohen Anteil an ungesättigten Fettsäuren und wertvolle Aufbaustoffe für Haut und Nägel.

Seborive

Seborive ist ein Mineralstoff-Cremegel für fettige und unreine Haut, die zu Akne neigt. Es pflegt und spendet Feuchtigkeit. Die Zusammenstellung der Mineralstoffe berücksichtigt die entzündeten Talgdrüsen, die infolge eines Mangels an Nr. 9 Natrium phosphoricum verstopft sind. Dieser Mangel bringt es mit sich, dass die Fettausscheidung nicht mehr ausreichend reguliert werden kann: Es entstehen Pickel.

Das Cremegel Seborive wird täglich morgens und abends auf die betroffenen Hautstellen aufgetragen. Die zusätzliche

Einnahme der in diesem Falle zuständigen hoch verdünnten Mineralstoffe ist unerlässlich, weil der Körper auch innerlich entschlackt werden muss. Achten Sie unbedingt auf eine adäquate Ernährung: Das heißt, dass Sie alle säurehaltigen und säurebildenden Nahrungsmittel so weit wie möglich meiden sollten.

Tendiva-Körperlotion

Diese wertvolle Körperlotion ist für die ganze Familie und jedes Alter geeignet. Sie ist besonders tiefenwirksam und Feuchtigkeit spendend. Nach dem Duschen zieht sie rasch ein. Die Haut wird auf diese Weise mit den hoch verdünnten Mineralstoffen versorgt. Sie enthält Aloe-vera-Gel und Panthenol sowie den natürlichen NMF (Natural Moisturizing Factor) und fünf Prozent Urea, um der Haut genügend Feuchtigkeit zuzuführen. Copaibaöl pflegt und stärkt die Haut zusätzlich, denn es ist ein natürliches entzündungshemmendes Öl, welches auch bei schuppenden Ekzemen in der traditionellen Volksmedizin Südamerikas zum Einsatz kommt.

Körpercreme Regeneration

Mit hoch verdünnten Mineralstoffen fördert diese Creme die Elastizität der Haut, stützt das Bindegewebe und reguliert die Pigmentierung der Haut. Sie enthält keine Duftstoffe. Wertvolles Olivenöl pflegt und strafft die Haut und unterstützt die Wirkung der eingesetzten Mineralstoffe.

Die Körpercreme Regeneration eignet sich für die Haut, die zur täglichen Pflege eine Versorgung mit fettenden Substanzen benötigt. Die Pflege bleibt auf der Haut noch viele Stunden spürbar und sorgt für eine samtweiche Haut mit einem dynamischen, lebendigen Hautbild. Die Körperpflege Regeneration führt der Haut alle Mineralstoffe zu, die sie für einen gesunden Betrieb benötigt, und schützt sie.

Körpercreme Evocell

Bei Cellulite ist diese Creme genau richtig, denn sie strafft das Bindegewebe und steigert die Elastizität der Haut. Evocell enthält keine Duftstoffe und zeichnet sich wie die Körpercreme Regeneration durch einen hohen Anteil an wertvollem Olivenöl aus.

Die eingearbeiteten hoch verdünnten Mineralstoffe binden das unter der Haut eingelagerte Eiweiß. Sie aktivieren den Abbau der im Bindegewebe eingelagerten Säuren, die durch den aktivierten Stoffwechsel abgeführt werden. Durch einen speziellen Mineralstoff wird zusätzlich die Durchlässigkeit des Gewebes unterstützt, um die erwünschten Stoffwechselvorgänge im Gewebe zu ermöglichen. Durch die Massage, die beim Auftragen der Creme notwendig ist, wird die Wirkung noch unterstützt.

CouBeVen

Couperose, ebenso wie Besenreiser, wird durch konsequente Anwendung mit CouBeVen aufgehellt. Angestrengte Beine werden belebt und durch die regelmäßige Pflege mit dieser Creme wieder fit für den Alltag. Eine besonders hautpflegende Salbengrundlage, aus Oliven gewonnen, pflegt die Haut und sorgt dafür, dass die hoch verdünnten Mineralstoffe ihre Wirkung entfalten.

BaseDent basische Mineralstoff-Zahnpaste

Diese Zahnpaste ist sehr mild im Geschmack. Sie enthält keine schleimhautreizenden ätherischen Öle wie Pfefferminzöl oder Menthol und kann auch während einer homöopathischen Therapie weiterverwendet werden. Der basische pH-Wert unterstützt die Tätigkeit der Speichelflüssigkeit: Der Speichelfluss wird angeregt und die Selbstreinigung der Zähne gefördert, sodass Karies nicht so leicht entstehen kann. Das bedeutet für Sie, dass sich die Zahnoberflächen nach dem Putzen länger glatt anfühlen. Die hoch verdünnten Mineralstoffe unterstützen den Halt der Zähne im Zahnfleisch und beugen Zahnfleischentzündungen und Parodontose vor. Salbeiextrakt festigt das Zahnfleisch, Rosmarinextrakt regt die Durchblutung an und wirkt leicht desinfizierend. BaseDent enthält Xylitol, das die Bildung der schädlichen Plaques hemmt, leicht desinfiziert und der BaseDent eine zusätzliche Frische verleiht.

Auf den Zusatz der üblichen Fluorverbindungen wurde verzichtet, da Kalziumfluorid bereits in hoch verdünnter Form enthalten ist. BaseDent enthält keine Konservierungsmittel.

Mineralstoff-Massageöl

Das Massageöl ist eine ölige Emulsion, in welche die hoch verdünnten Mineralstoffe eingearbeitet wurden. Es kommt ohne Duftstoffe aus, festigt das Bindegewebe, beugt Schwangerschaftsstreifen vor und wirkt entspannend auf Bewegungsapparat und Muskulatur. Das eingearbeitete Olivenöl hat eine pflegende und straffende Wirkung für die Haut.

Es wurde eine Kombination von Mineralstoffen gewählt, die für die Gelenke wichtig ist, das Bindegewebe strafft und stärkt und die Haut pflegt. Aus diesem Grund ist es für Masseure und sportlich aktive Menschen, die »Reibungsverlusten« im Bewegungsapparat vorbeugen wollen, besonders empfehlenswert.

Pre und After Sun Gel mit Aloe vera und OM24®
Die Sonne stellt für viele Menschen eine starke Belastung dar, vor allem Kinderhaut ist sehr sonnenempfindlich. Außerdem wird die Haut während des Sonnenbades vermehrt mit freien Radikalen geschädigt. Daher ist OM24®, ein natürlicher 24-Stunden-Zellschutz vor freien Radikalen, eingearbeitet. Die Vorbereitung der Haut auf solche Belastungen ist besonders für Kinderhaut ein wichtiges Thema. Pre und After Sun ist auch für zu Sonnenallergie neigende Haut zu empfehlen. Die hoch verdünnten Mineralstoffe bereiten empfindliche Haut auf die Sonneneinwirkung vor. Schon einige Wochen vor dem ersten Sonnenbad sollte das Pre und After Sun mit OM24® regelmäßig angewendet werden, um die Haut vorzubereiten. Das Pre und After Sun mit OM24® ist ebenso nach dem Sonnenbad geeignet, die beanspruchte Haut zu beruhigen und zu regenerieren.

Achtung: Dieses Produkt ist kein Sonnenschutzmittel, da es keinen Lichtschutzfaktor enthält!

Dusch'N Fun Mineralstoff-Duschgel

Das Duschgel für Körper und Haare für die ganze Familie ist auch als Badezusatz verwendbar. Es belebt die Haut und unterstützt deren Schutzfunktion, bewirkt eine milde Reinigung von Haut und Haaren und gewährleistet eine Zufuhr von wichtigen Mineralstoffen. Bei längerer Einwirkzeit werden die Haare gestärkt und bekommen wieder Spannkraft und Glanz. Menschen mit Ekzemen, Schuppen und trockener Haut schätzen dieses Duschgel besonders, weil die Haut durch die Versorgung mit den wichtigen Mineralstoffen ihre vielfältigen Aufgaben wieder bewältigen kann. Dem Duschgel ist ein natürlicher Orangenextrakt zugesetzt, der für einen angenehmen erfrischenden Duft sorgt. Weizenkeimextrakt und Panthenol pflegen Haare und Haut.

Balsalip-Lippenbalsam

Der mineralstoffreiche Lippenbalsam beugt rissigen und aufgesprungenen Lippen vor und stärkt das Bindegewebe der Lippen. Außerdem wird das Immunfeld der Lippen in besonderem Maße unterstützt und so die Herpesanfälligkeit stark reduziert. Dieser Lippenbalsam macht es möglich, dem Auftreten der schmerzhaften Bläschen vorzubeugen.

Cremalip-Lippencreme

Die Lippenpflege gibt es als Creme mit Applikator. Die Creme aus natürlichen Fettbestandteilen versorgt die zarten Lippen mit pflegenden Bestandteilen bester Qualität. Die enthaltenen hoch verdünnten Mineralstoffe unterstützen die sanfte Regeneration rissiger, trockener Lippen und beugen Bläschenbildung vor. Bei konsequenter Anwendung dieser Lip-Repair-Creme können auch Lippenfältchen gemildert werden. Die Lippencreme enthält keine Duftstoffe.

Regidol Gelenkecreme

Es handelt sich um eine Gelenkspflegecreme. Mineralstoffe in hoch verdünnter Form werden mit ihr über die Haut aufgenommen und damit die Sehnen, Bänder, Muskeln, Knorpel und Gelenke mit den nötigen Mineralstoffen versorgt. Probleme im Bewegungsapparat sowie Wachstumsschmerzen werden gelindert.

Sting Away – nach Insektenstichen

Insektenstiche sind eine Plage für alle. Dieses kühlende Cremegel enthält eine Mischung aus hoch verdünnten Mineralstoffen, die nach Insektenstichen, Insektenbissen, aber auch nach Hautirritationen, die von Brennnesseln und Quallen hervorgerufen werden, angewendet wird. Durch seinen Mineralstoffgehalt werden sowohl Juckreiz als auch überschießende Hautreaktionen gelindert. Es beugt gleichzeitig Entzündungen vor, die durch Kratzen entstehen könnten.

Da als Wirkkomponenten ausschließlich die hoch verdünnten Mineralstoffe enthalten sind, kann Sting Away bereits ab dem Säuglingsalter angewendet werden.

Beachten Sie bitte: Bei einer Bienen- oder Wespenallergie muss im Falle eines Stiches auf jeden Fall ein Arzt aufgesucht werden.

Entschlackung mit den Produkten von Adler Pharma

BaseCare – basisches Bad

Dieses Produkt ist eine Kombination von anorganischen Salzen (keine Schüßler-Salze!), die den Körper von Schadstoffen, Säuren und Schlacken, die in die Haut eingelagert sind, befreien. Dies ist aufgrund des basischen pH-Werts des Badewassers möglich.

Besonders angenehm ist die Anwendung von BaseCare als Packung oder Maske. Sie kann bei Akne, Ekzemen und Pigmentflecken besonders wirksam sein.

Dieses Produkt enthält keine hoch verdünnten Mineralstoffe und darf nicht eingenommen werden.

Zell Basic – Pulvermischung Schüßler-Salze

Zell Basic ist eine Mischung von Schüßler-Salzen in einem bestimmten Mischungsverhältnis. Es leitet eine Entschlackung des Körpers ein. Das Pulver kann pur eingenommen oder in Wasser aufgelöst getrunken werden. Angewendet wird es oft von Menschen, die abnehmen möchten, viele Diäten hinter sich haben und den Jo-Jo-Effekt vermeiden wollen.

Zell Basic bewirkt einen aktiven Abbau von Schadstoffen, die im Fettgewebe eingelagert sind. Bei einem gestörten Säure-Basen-Haushalt wird Säure in Form von kristallinen Ablagerungen in Gewebe eingelagert und in der Folge auch übermäßig Fettgewebe gebildet. Viele der üblichen Diäten bauen Fett ab und auch – wenn keine gute Begleitung erfolgt – Muskelmasse. Die bei diesen Prozessen frei werdenden Säuren,

Abbauprodukte und Schadstoffe gelangen in den Stoffwechsel. Ab einer gewissen Konzentration von Schadstoffen und Säuren im Stoffwechselgeschehen des Körpers wird jedoch der weitere Abbau von Gewebe (Gewichtsabnahme) blockiert. Das ist der Moment, in dem viele resignieren und wieder mehr essen, sodass sie wieder an Gewicht zulegen – der Jo-Jo-Effekt ist da.

Genau diese Stoffwechselblockade wird durch die Einnahme von Zell Basic verhindert. Besonders ratsam ist die Kombination mit BaseCare, dem basischen Bad von Adler Pharma, um den Abbau der Schadstoffe zusätzlich zu unterstützen, da auch über die Haut eine Schadstoff- und Säureausscheidung möglich ist.

Zell Basic regt die Stoffwechseltätigkeit der Leber an. Dadurch werden die Schadstoffe abgebaut und die ins Bindegewebe eingelagerte Flüssigkeit über die ableitenden Harnwege ausgeschieden.

Die Mineralstoffmischung fördert die Durchlässigkeit des Bindegewebes, sodass die mit Säure angereicherten Eiweißkonglomerate (Orangenhaut) besser abgebaut werden können. Durch die Einnahme von Zell Basic wird eine massive Entsäuerung eingeleitet. Alle beschriebenen Vorgänge bewirken einen Reinigungsprozess und damit verbunden einen Gewichtsverlust.

Überdies können Menschen, die unter Ekzemen leiden, eine grundlegende Reinigung des Körpers erreichen, wenn sie Zell Basic einnehmen.

Es sind Reaktionen möglich, die eine Reduktion der empfohlenen Dosierung zur Folge haben sollten. Bitte besprechen Sie dies mit Ihrem Arzt, Apotheker oder Mineralstoffberater!

Begleitend empfiehlt sich eine Darmreinigung mit Bittersalz. Sie wird die Wirksamkeit des Mineralstoffpulvers erhöhen. Außerdem sollten Sie zusätzlich einen guten Stoffwechseltee aus der Apotheke trinken (bitte nur sehr verdünnt ansetzen!).

Anwendungsmöglichkeiten der Cremegels und Salben

Nr. 1 Calcium fluoratum

Gewebsverhärtungen, Narben, verhärtete Lymphknoten, verhärtete warzenähnliche Hautstellen, Krampfadern, Hämorrhoiden, Leisten- und Nabelbrüche, Bänderschwäche, gedehnte Bänder (Schlottergelenke), Hornhaut, Schrunden, rissige Haut, Fischschuppen, Nagelverwachsungen

Nr. 2 Calcium phosphoricum

Muskelkrämpfe, Muskelverspannungen (zu hoher Muskeltonus, vor allem im Nacken), Spannungskopfschmerz

Nr. 3 Ferrum phosphoricum

Erste Hilfe bei leichten Verletzungen: Bei Verletzungen mit Bluterguss hilft das Cremegel Nr. 3 gegen die Schmerzen, gegen den Bluterguss wirkt Nr. 11; kleine Wunden, Prellungen, Zerrungen, Entzündungen (warme, rot entzündete Stellen), pulsierende, klopfende, pochende Schmerzen, Rötungen, Abschürfungen, Gelenkentzündungen, Sonnenbrand, Verbrennungen (in Kombination mit Nr. 8 Natrium chloratum)

Nr. 4 Kalium chloratum

Hautgrieß (Körnchen unter der Haut, die sich nicht ausdrücken lassen), Couperose, Besenreiser (Nr. 4 Kalium chloratum dehnt oberflächliche Adern auf, wodurch zähes Blut, das eine Folge von frei werdendem Faserstoff ist, besser fließen kann), Krampfadern, weiche Schwellungen (Drüsen), Verklebungen bei frisch verheilten Wunden, Warzen (in Kombination mit Nr. 10 Natrium sulfuricum)

Nr. 5 Kalium phosphoricum

Schlecht heilende Wunden und Geschwüre mit üblem Geruch, nekrotische Wundränder (kommt häufig bei offenen Beinen vor, auch beim Wundliegen – zusätzlich mit Nr. 8 Natrium chloratum mischen), Gewebsquetschungen (in Verbindung mit Nr. 8 Natrium chloratum), schwere Erschöpfung in den Muskeln (für Sportler), Überanstrengung des Herzens

Nr. 6 Kalium sulfuricum

Hautpflege, Neubildung der Oberhaut, unregelmäßige Schuppen der Haut auf gelblichem, klebrigem Untergrund, Ekzeme, Schuppenflechte, Muskelkater, Unterstützung der Bräunung, Pigmentflecken, Altersflecken (in Verbindung mit Nr. 4 Kalium chloratum)

Nr. 7 Magnesium phosphoricum

Nervöses Hautjucken, »hektische Flecken«, bei beginnender Migräne (zur Unterstützung Schläfen und Stirn mit dem Cremegel einreiben)

Nr. 8 Natrium chloratum

Verbrennungen (gemischt mit Nr. 3 gegen die Schmerzen, zur akuten Wundversorgung immer einen Brei auftragen), Knorpelprobleme (ein Mangel an Nr. 8 Natrium chloratum hat Gelenkgeräusche zur Folge), Sehnen-, Bänder-, Bandscheibenbeschwerden, Gicht, Insektenstiche (gemischt mit Nr. 2 Calcium phosphoricum, bei heftigen Reaktionen zuerst einen Mineralstoffbrei auflegen), Schleimhautprobleme

Nr. 9 Natrium phosphoricum

Fettige Haut, Akne (vor allem die in tieferen Schichten liegenden härteren Knoten), Pickel, Abszesse, Mitesser, geschwollene Lymphknoten, rheumatische Schwellungen (vor allem der kleinen Gelenke), schlecht heilende Wunden

Nr. 10 Natrium sulfuricum

Geschwollene Hände und Füße infolge Verschlackung, Bläschen (mit grünlichgelbem, wässrigem Inhalt), Sonnenallergie, Warzen (gemischt mit Nr. 4 Kalium chloratum), Herpes (gemischt mit Nr. 8 Natrium chloratum und Nr. 11 Silicea), Erfrierungen

Nr. 11 Silicea

Falten (vor allem zur Vorbeugung), Bindegewebsschwäche, Bindegewebsrisse (Vorbeugung in der Schwangerschaft), Leistenbruch, Nabelbruch, Blutergüsse (gemeinsam mit Nr. 3 Ferrum phosphoricum, das gegen die Schmerzen wirkt), nervöse Störungen (Lidzucken, zuckende Mundwinkel), Eiter (in Kombination mit Nr. 9 Natrium phosphoricum und Nr. 12 Calcium sulfuricum)

Nr. 12 Calcium sulfuricum

Gicht, Rheuma, Eiter (in Kombination mit Nr. 9 Natrium phosphoricum und Nr. 11 Silicea), Stauungen im Gewebe (Nr. 12 Calcium sulfuricum ist für die Durchlässigkeit des Gewebes zuständig)

GLOSSAR KOSMETISCHER FACHBEGRIFFE

Adaption	Anpassung
adstringierend	zusammenziehend
Akne	entzündete Mitesser, Pickel, Pusteln
Allergen	Substanz, die allergische Reaktionen auslöst
Allergie	Überempfindlichkeit mit einer Überreaktion des Abwehrsystems
Anatomie	Lehre vom Körperbau
Antibiotika	Arzneimittel gegen bakterielle Infektionen
antibiotisch	wie ein Antibiotikum wirkend
antiseptisch	die Keimbildung hemmend
Arthrose	chronischer Gelenkverschleiß
Ausschlag	Ekzem, meist juckend
bakterizid	wirkt bakterienabtötend
Besenreiser	Erweiterung kleinster Venen
Dermatitis	Hautentzündung
Dermatologe	Hautarzt
Dermatologie	Lehre von der Haut und ihren Erkrankungen
Ekzem	Hautausschlag, meist juckend
Emulsion	Zweiphasensystem, meist aus Öl und Wasser; es gibt Wasser-in-Öl- (W/O) und Öl-in-Wasser-Emulsionen (O/W)

Erythem	Hautrötung
Follikel	kleiner Schlauch, Bläschen (z. B. Haarbalg)
Hydrolipidfilm	feiner Film aus Feuchtigkeit und Fett auf der Haut
Kapillaren	feinste Verzweigungen der Blut- und Lymphgefäße
Kosmetologie	Forschung für die Praxis der Schönheitspflege
Liposomé	Transportteilchen für wasserlösliche Wirkstoffe in tiefere Hautschichten
Lipide	Fette
Melanin	gelb-braune bis braun-schwarze Pigmente, die für die Haut-, Haar- und Augenfarbe verantwortlich sind
NMF (Natural Moisturizing Factor)	Natürlicher Feuchthaltefaktor der Haut
O/W-Emulsion	Öl-in-Wasser-Emulsion (Wasser umschließt Öltröpfchen)
Oxidation	Reaktion eines Stoffes mit Sauerstoff
Ödem	wässriger Stau im Gewebe
pathogen	krankheitserzeugend
pH-Wert	Messwert für Säuren und Basen, der die Wasserstoffionenkonzentration angibt
Prophylaxe	vorbeugend, vorbeugende Behandlung

psychosomatisch	den Zusammenhang von seelischen Faktoren mit körperlichen Reaktionen betreffend
Regeneration	Wiederherstellung
Resorption	Aufnahme eines Wirkstoffs
seborrhoisch	mit vermehrtem Talgfluss verbunden
Sekretion	Absonderung
Transparenz	Durchsichtigkeit, Durchlässigkeit
Tonus	Spannungszustand, Elastizität und Reißfestigkeit der Gewebe
toxisch	giftig
W/O-Emulsion	Wasser-in-Öl-Emulsion (Öl umschließt Wassertröpfchen)

LITERATUR

Feichtinger, Thomas; Niedan, Susana: *Antlitzanalyse in der Biochemie nach Dr. Schüßler. Der Bildatlas*, Stuttgart 2002, 2. überarbeitete Auflage

Feichtinger, Thomas; Niedan, Susana: *Gesund abnehmen mit Schüßler Salzen*, München 2010

Feichtinger, Thomas; Niedan, Susana: *Gesund durchs Jahr mit Schüßler Salzen*, Stuttgart 2002, 2. Auflage

Feichtinger, Thomas; Niedan, Susana; Mandl, Elisabeth: *Handbuch der Biochemie*, Heidelberg 2003, 3. Auflage

Feichtinger, Thomas; Niedan, Susana: *Praxis der Biochemie nach Dr. Schüßler*, Stuttgart 2002, 2. Auflage

Feichtinger, Thomas; Niedan, Susana: *Schüßler Salze für Frauen*, Stuttgart 2000

Feichtinger, Thomas; Niedan, Susana: *Schüßler Salze für Ihr Kind*, Heidelberg 2001

Feichtinger, Thomas; Niedan, Susana: *Schüßler Salze kurz & bündig*, Heidelberg 2001

Feichtinger, Thomas: *Psychosomatik in der Biochemie nach Dr. Schüßler*, Stuttgart 2003

Herrmann, Prof. Dr. Konrad; Trinkkellner, Ute: *Dermatologie und medizinische Kosmetik. Leitfaden für die kosmetische Praxis*, Berlin, 1999

Peyrefitte, Gerard u. a.: *Lehrbuch Kosmetik – Grundlagen – Grundstoffe – Grundtechniken*, Bern, 2001

Peyrefitte, Gerard: *Lehrbuch Anatomie und Physiologie der Haut für Kosmetikerinnen – Strukturen – Funktionen – Veränderungen*, Bern, 2001

Umbach, Dr. Wilfried: *Kosmetik – Entwicklung, Herstellung und Anwendung kosmetischer Mittel*, Weinheim, 1995, 2. Auflage

Bildnachweis

bananastock: 24; *Ccvision:* 6 Mitte, 31, 44–45; *Corbis:* 12 (Mina Chapman); *Getty Images:* 54 (Stockbyte), 97 (Goodshoot/Jupiterimages); *Goodshoot:* 97; *Imagesource:* 141; *Istockphoto:* 8 (Mitte: Marcella, re.: Myles Dumas), 60 (Myles Dumas), 113 (Marcella); *Panthermedia:* 46 (Ludg); *Photoalto:* 5 Mitte, 7 Mitte, 9 re., 67, 90, 142–143, 170 (Pierre Bourrier); *Photodisc:* 7 li., 9 Mitte, 94–95, 129; *Plainpicture:* 7 re., 160-161 (Fancy); *Shutterstock:* 6 li., 10-11 (benice), 36 (beauty_archive), *Stockdisc:* 5 li., 6 re., 8 li., 16, 62–63, 178–179; *Südwest Verlag, München:* 5 re., 105 (Kristiane Vey, Jump), 9 li., 109 (Michael Nagy), 71 (Nicolas Olonetzky)

REGISTER